한의사 트레이너가 알려주는 통증 제로 솔루션

하루 10분
속근육 운동법

Prologue

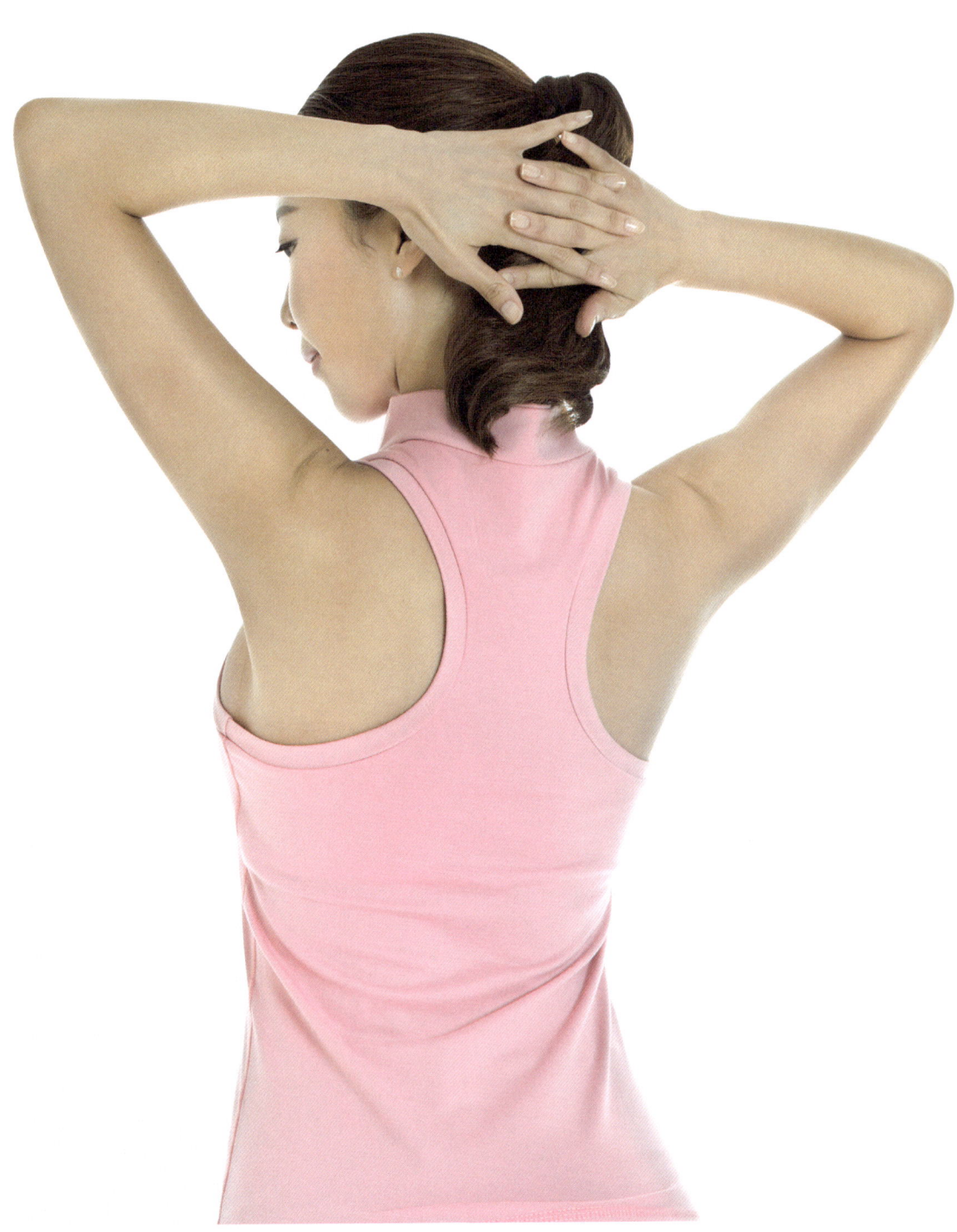

중학교 시절 육상선수로 활동할 만큼 운동을 좋아했습니다. 그러나 스무 살 때 오른쪽 무릎을 다쳐 수술을 한 후 의사로부터 '운동 금지'라는 진단을 받았습니다. 퇴원 후 무릎을 조금만 써도 통증이 왔습니다. 수술도 잘되고 재활도 끝났지만 무릎은 여전히 좋지 않았습니다.

무릎을 예전처럼 되돌리려면 운동을 제대로 공부해야겠다는 생각에 책을 찾아보고 스스로에게 적용하고 한의대에서 배웠던 것들도 접목하며 열심히 연구했습니다. 그 과정에서 속근육을 알게 되었고, 꾸준한 운동으로 불편했던 무릎은 다치기 전보다 오히려 더 좋아졌습니다. 국내 트레이너 자격증을 따고, 미국 트레이너 자격증과 교정운동, 재활운동, 스포츠영양학 등 운동과 관련된 여러 국제 자격증도 땄습니다.

매일 10분씩이라도 속근육을 운동하면 통증 걱정 없습니다

무릎이 좋아지자 운동을 본격적으로 해봐야겠다는 생각이 들어 보디빌딩 대회에 도전했습니다. 평소 하던 운동보다 훨씬 강도 높은 운동이었지만, 속근육 운동을 기본으로 하니 통증 없이 안전하게 할 수 있었습니다. 그 결과 국가대표로 선발되어 세계 대회에서 금메달을 수상했습니다.

이를 계기로 한의학과 운동을 접목한 치료 방법을 연구했습니다. 한의학과 운동을 병행하면 통증을 더 효과적으로 치료할 수 있다는 것을 경험으로 깨달았고, 실제로 통증 환자들에게 적용해보니 치료 효과가 훨씬 좋았습니다.

하지만 환자들에게 일일이 운동 지도를 하는 건 현실적으로 쉽지 않은 일이었습니다. 멀리서 오는 환자는 어려움이 더 클 수밖에 없습니다. 그렇기 때문에 스스로 운동하고 관리할 수 있도록 해야겠다고 생각했습니다.

만성 통증에 시달리는 사람들, 병원에 다녀도 잘 낫지 않거나 재발해 고생하는 사람들, 아직 통증은 없지만 미리미리 관리하고 싶은 사람들… 이런 사람들이 운동 센터에 가지 않고 집에서 스스로 관리할 수 있기를 바라는 마음으로 책을 썼고, 이번에 개정판을 내게 됐습니다.

더불어 유튜브 채널 '한의사트레이너(@trainerdoctor)'를 통해 좀 더 쉽게 접근할 수 있도록 했습니다. 통증은 원인을 알고 잘 관리하면 고통을 줄이고 예방할 수 있습니다. 속근육 운동이 다소 생소할 수 있지만, 속근육이야말로 통증 관리의 핵심입니다. 꼭 알아야 할 내용과 누구나 쉽게 할 수 있는 단계별 속근육 운동법을 담았습니다.

건강관리는 매일 양치질을 하듯이 하루 10분씩이라도 꾸준히 하는 것이 중요합니다. 이 책을 통해 여러분들 모두가 통증 없는 건강한 삶을 유지하시기를 바랍니다.

한의사 *이용현*

Contents

Prologue
매일 조금씩 속근육을 운동하면
통증 걱정 없습니다

PART 1 건강은 속근육에서 시작된다

노화와 통증
나이 들면 아픈 게 당연하다? **10**

통증의 원인
통증은 근육에서 시작된다 **12**

속근육의 역할과 중요성
보이지 않는 곳이 더 중요하다 **15**

근육과 바른 자세
근육이 통증 없는 바른 몸을 만든다 **20**

효과적인 속근육 운동법
잠든 속근육을 깨우는 4단계 운동법 **24**

Check! 나의 속근육은 괜찮은 걸까?
스스로 알아보는 속근육 진단법 **30**

Doctor's Advice
수술, 해야 하나 말아야 하나 **19**

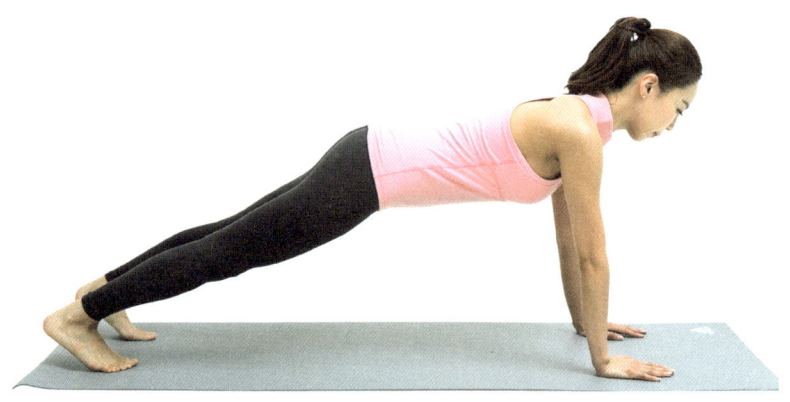

PART 2 통증을 가라앉히는 증상별 완화 운동

뒷목이 결려요 **38**
어깨가 무겁고 뻐근해요 **42**
눈이 침침하고 빠질 것 같아요 **46**
팔을 뒤로 보내면 어깨가 아파요 **50**
팔이 안 올라가요 **54**
손과 팔이 저리고 시려요 **58**
등이 결려요 **62**
옆구리가 결려요 **66**
일어설 때 허리가 아파요 **70**
오래 서 있으면 허리가 아파요 **74**
고관절이 아파요 **78**
다리가 저려요 **82**
무릎이 아파요 **86**
종아리가 잘 뭉치고 부어요 **90**
발목을 자주 삐끗해요 **94**

✚ 이 운동도 하면 좋아요
팔 밖으로 돌리기 **57**
엎드려서 상체 들기 **61**
네 발로 기기 **69**

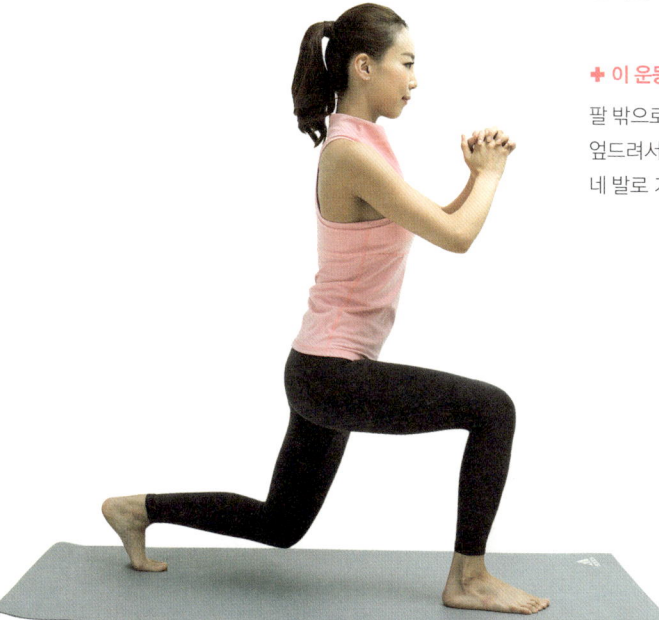

PART 3 비뚤어진 몸을 바로잡는 체형 교정 운동

현대인에게 많은 거북목과 굽은 등 100
휜 다리로 변하는 젖혀진 무릎 106
복부비만으로 오해받는 휜 허리 112
척추측만증을 부르는 S자 허리 118
하체 통증의 원인 골반 불균형 124

✚ **이 운동도 하면 좋아요**

런지 111
플랭크 123

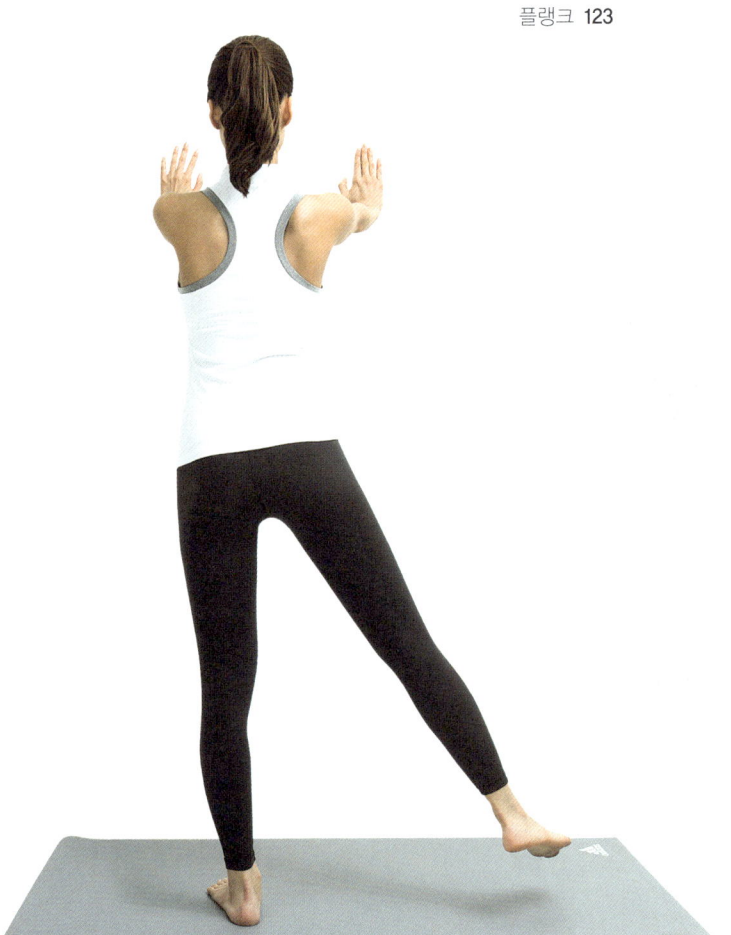

PART 4	통증을 예방하는 속근육 강화 운동	바르고 부드러운 목 만들기 **130**
		안정적인 어깨 만들기 **132**
		곧은 등 만들기 **136**
		튼튼한 허리 만들기 **138**
		균형 잡인 고관절 만들기 **144**
		튼튼한 무릎 만들기 **146**
		흔들리지 않는 발목 만들기 **148**

✚ 이 운동도 하면 좋아요

무릎 꿇고 몸 앞으로 내밀기 **143**

| DAILY PROGRAM | 아프지 않고 건강 유지하는 매일 프로그램 | 10분 프로그램 **152** |
| | | 20분 프로그램 **156** |

| Q&A | 운동할 때 이런 점이 궁금해요 Q&A | **164** |

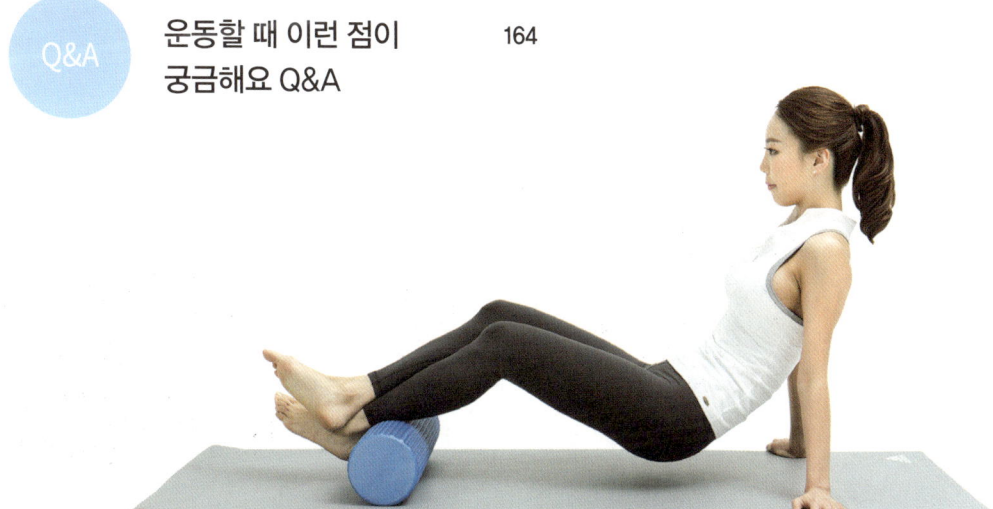

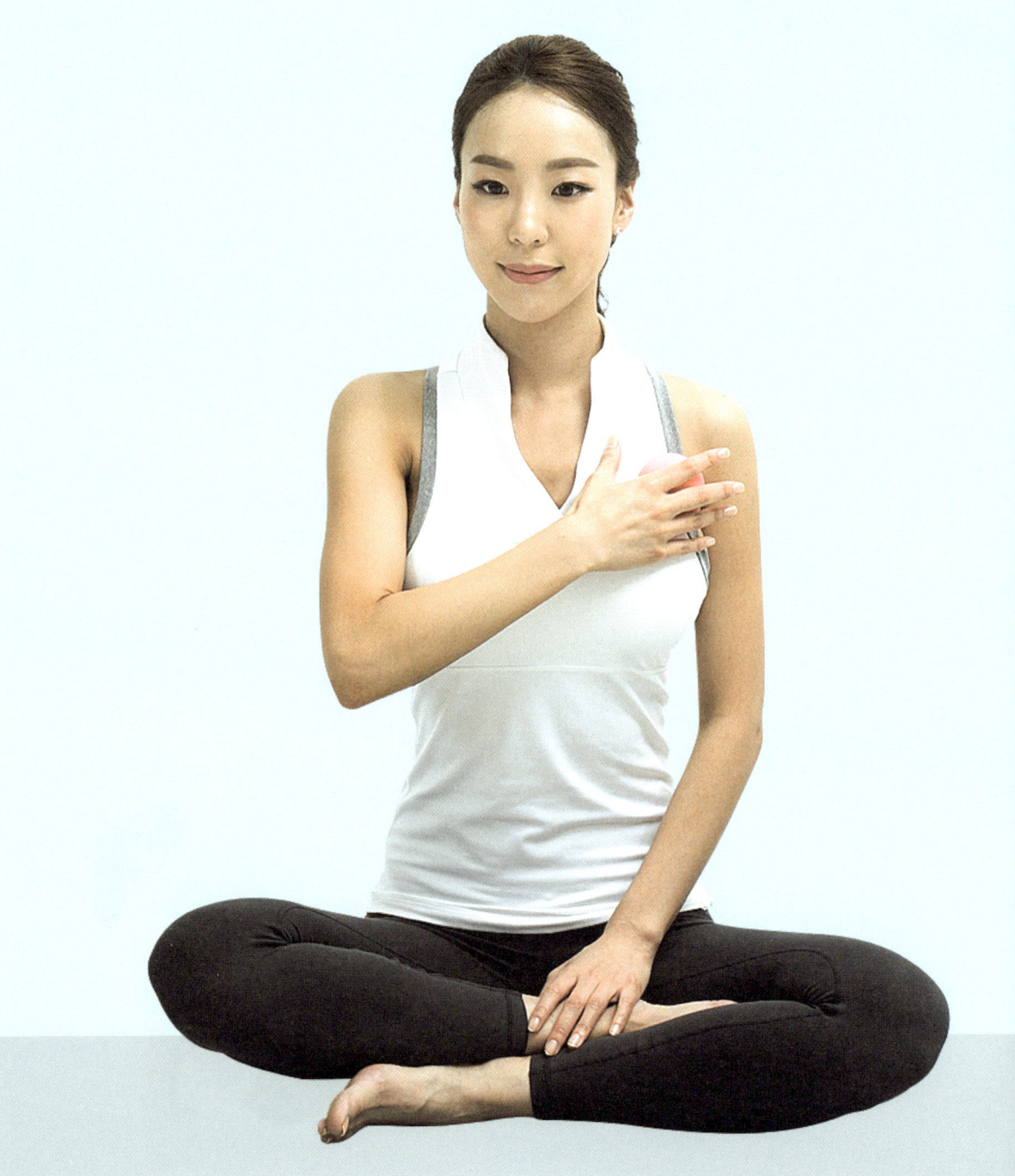

PART

1

건강은 속근육에서 시작된다

근육 운동이라고 하면 눈에 보이는 근육을 키우는 것만 생각하기 쉽다. 하지만 건강을 유지하는 데 진짜 중요한 것은 속근육이다. 속근육을 잘 관리해야 하는 이유와 바른 운동법, 자신의 속근육 상태를 진단하는 방법 등을 알아본다.

노화와 통증

나이 들면 아픈 게 당연하다?

퇴행성 통증, 근육에 달렸다

50대 이상의 경우, 허리나 무릎 등이 아파서 병원을 찾아가면 대부분 퇴행성이라는 진단을 받는다. 퇴행성이란 오래되어 약해진 것을 말한다. 기계도 오래 쓰면 녹이 슬고 고장 나는 것처럼, 우리 몸도 나이가 들수록 약해진다. 그러니 퇴행성임을 받아들이고 어쩔 수 없이 통증을 참아야 하는 걸까?

나이가 들면서 몸이 약해지는 것은 누구나 똑같지만, 모든 중장년층이 퇴행성으로 아픈 것은 아니다. 문제는 퇴행 속도다. 통증은 근골격계와 관련이 깊다. 근골격계의 퇴행은 근육, 인대, 뼈 모두에서 일어나는데, 그중에서 퇴행, 즉 노화의 속도를 늦출 수 있는 것이 근육이다. 그리고 근육의 노화 속도를 늦추는 방법이 운동이다. 나이대마다 운동의 목적이 달라서 청년층은 근육을 키우기 위해 운동하지만, 노화가 시작되는 중장년층은 근육의 노화를 늦추는 것이 운동의 중요한 목적이 된다. 물론 목적에 따라 운동 강도와 빈도, 방법은 다르다.

운동이 근육 노화를 막는다

2018년 3월 8일 「에이징 셀(Aging Cell)」이라는 과학저널에 운동과 노화에 관한 연구결과가 실렸다. 영국 버밍엄대학교 연구팀은 자전거타기를 꾸준히 해오고 있는 55~79세의 남성 84명과 여성 41명을 정기적인 운동을 하지 않는 성인 그룹과 비교했다. 그 결과 정기적인 운동을 하지 않은 그룹은 근육의 양이나 힘이 줄어든 반면, 자전거타기를 꾸준히 해온 사람들은 근육의 양이나 힘이 줄지 않은 것으로 나

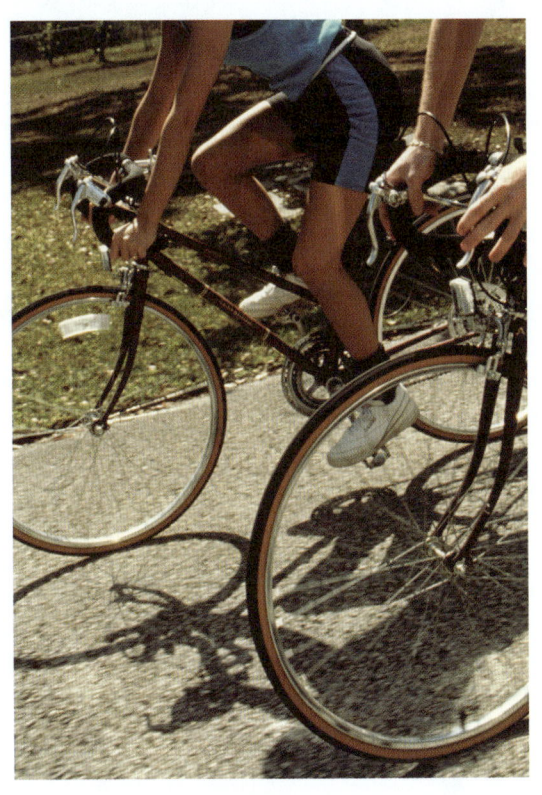

타났다. 그뿐 아니라 체지방이나 콜레스테롤 등 노화와 관련된 여러 생체 수치가 늘지 않았고, 면역력도 젊은이와 비슷한 수준이었다. 자전거타기를 하는 남성은 남성호르몬인 테스토스테론 수치도 훨씬 높았다.

연구팀의 재닛 로드 박사는 '이번 연구는 나이가 들면 자연히 노쇠하다는 통념을 뒤집는 것'이라며 '더 건강하게 오래 살기 위해서는 일생에 걸쳐 꾸준히 운동하는 게 최고의 선택'이라고 말했다. 또한 같은 연구팀의 니하리카 아로라 두갈 박사는 '노인이 되면 질병이 당연히 따라온다거나 노년은 즐기는 것이 아니라 참고 견뎌야 하는 때라고 보는 것은 위험한 생각임을 이번 연구가 증명하고 있다'고 말했다.

고강도의 운동을 긴 시간 동안 해야 하는 것은 아니다. 가벼운 운동이라도 꾸준히만 한다면 놀라운 효과를 볼 수 있다. 자신의 몸 상태와 운동 능력에 맞춰 적절한 강도와 빈도로 꾸준히 운동하면, 근육 등 근골격계의 노화를 늦춰 통증을 예방할 뿐 아니라 생체 수치와 면역력이 떨어지는 것도 막을 수 있다.

통증의 원인

통증은 근육에서 시작된다

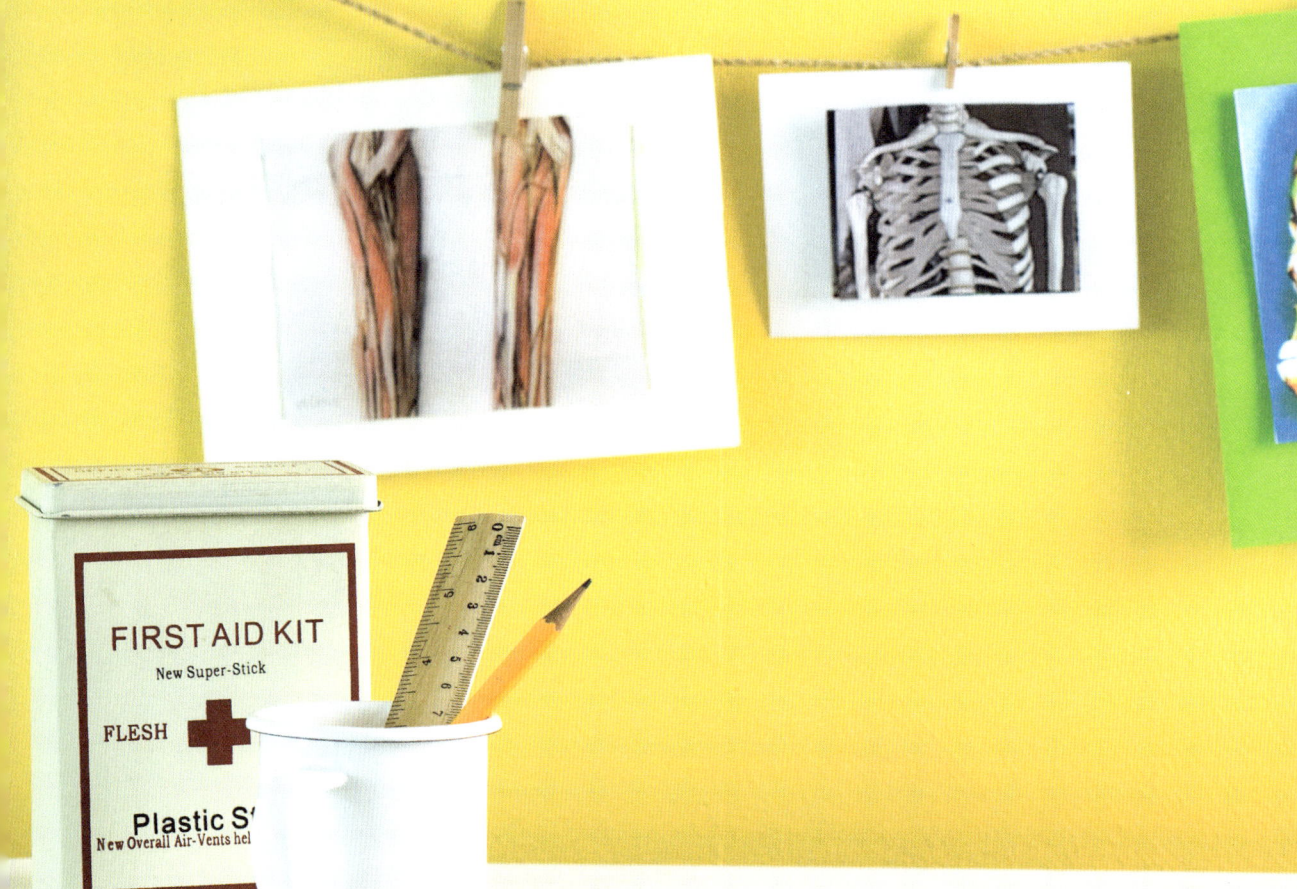

아프면 뼈가 문제? 원인은 따로 있다

어깨, 허리 등이 아파서 병원에 가면 일반적으로 하는 절차가 있다.
"일단 엑스레이부터 찍어볼게요."
엑스레이를 찍고 나면 다시 의사와 상담을 한다.
"뼈는 이상이 없네요. 진통제랑 소염제 처방해드릴게요. 무리하지 마시고, 물리치료 받으시고, 그래도 아프면 다시 오세요."
아프다고 하면 으레 엑스레이 촬영 먼저 하지만, 직접적인 외상이 없으면 대부분 뼈에는 이상이 없다. 통증이 심하면 CT나 MRI 검사를 하게 되지만, 거기서도 이상이 없으면 또 진통제와 소염제를 처방한다. 진통제와 소염제를 처방하는 것은 통증의 신호를 차단하기 위한 것이다. 몸이 아프다고 신호를 보내는데, 아픈 원인을 모르기 때문에 신호 자체를 무시해버리는 것이다.
뼈에 이상이 없으면 괜찮은 걸까? 뼈에 이상이 없는데 왜 아픈 걸까? 뼈는 우리 몸 아주 깊숙한 곳에 있다. 맨 위에 피부가 있고, 피부 밑에 지방층이 있고, 지방층 밑에 수많은 근육이 있다. 근육 밑에 관절을 보호하는 관절낭이 있고, 관절낭 밑에 뼈와 뼈를 단단하게 묶는 인대가 있다. 그 인대를 들어내야 비로소 뼈가 보인다. 이렇게 깊숙이 있는 뼈를 다쳤다면 피부, 근육, 관절낭, 인대를 모두 다쳤을 수 있다. 근육을 다치고 인대나 뼈를 다치는 경우는 있어도, 근육을 건너뛰고 인대나 뼈를 다치는 경우는 드물다. 뼈를 안 다쳐도 통증이 나타날 수 있는 요인은 아주 많다는 것이다.
그러나 엑스레이 촬영은 뼈에 이상이 있는지 없는지를 판별하는 검사로 근육, 인대 등의 조직은 관찰할 수 없다. 근육과 인대에 이상이 있어도 알 수 없는 것이다. CT나 MRI는 더 정밀하게 관찰할 수 있지만, 검사비가 비싸다. 검사를 해도 심각한 상태가 아니면 이상 없다는 진단을 받을 확률이 높다.

근육이 아프면 몸이 아프다

통증은 대부분 은근히 온다. 아프긴 아픈데 어디가 어떻게 아픈지 잘 모른다. 구체적으로 심하게 아프면 약을 먹든 수술을 받든 치료를 받게 되지만, 이런 '은근한' 통증은 병원에 가도 뾰족한 해법을 찾지 못하는 경우가 많다.

원인은 근육의 기능 이상이다. 예를 들어 어떤 물건을 옮기는 데 네 사람이 필요하다. 이때 한 사람이 일을 제대로 못하면 그 사람의 일이 나머지 세 사람에게 넘어가고, 이게 지속되면 그 사람들에게 무리가 간다. 결국 네 사람 모두 일을 제대로 할 수 없게 되어 물건을 옮기는 건 점점 더 힘들어진다.

우리 몸도 마찬가지다. 몸을 움직이는 데 여러 개의 근육들이 유동적으로 관여하는데, 이중 하나의 근육이 제 기능을 못하면 나머지 근육들에 무리가 간다. 움직임이 제대로 이루어지지 않아 무리하게 움직이려고 하다가 근육을 미세하게 다치거나 염증이 생겨 통증이 오는 것이다.

근육의 기능 이상은 크게 두 가지로 나눌 수 있다. 근육은 고무줄처럼 잘 늘어나고 잘 줄어들어야 하는데, 체형이 바르지 않으면 근육이 잘 늘어나지 않을 수 있고, 무리하게 쓰면 잘 줄어들지 않을 수 있다. 해결 방법은 간단하다. 근육이 잘 늘어나고 잘 줄어들게 만드는 것이다. 건강을 위해 가장 먼저 신경 써야 할 것은 바로 근육이다.

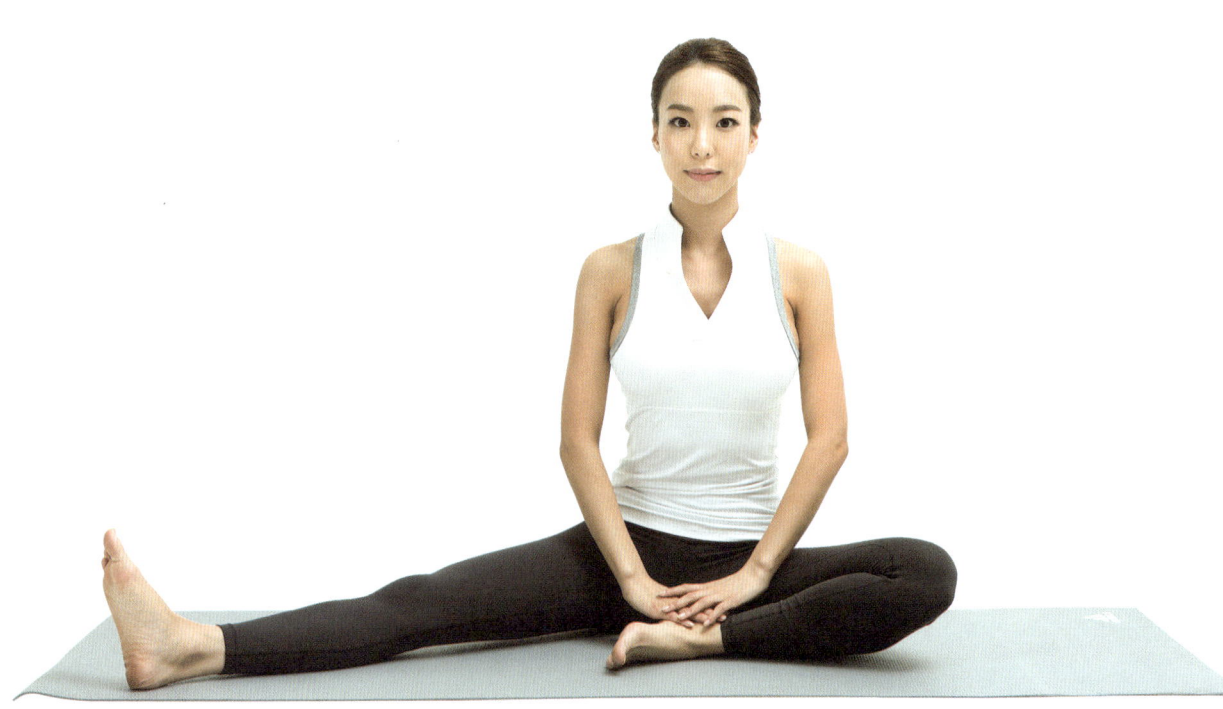

속근육의 역할과 중요성

보이지 않는 곳이 더 중요하다

몸속 깊숙이 또 다른 근육이 숨어있다

근육에 대해 잘 모르더라도 몸이 아프면 자연스럽게 아픈 곳을 두드리거나 주무른다. 하지만 아무리 마사지를 해도 낫지 않는 경우가 많다. 혹은 분명히 아픈데 이곳저곳을 눌러봐도 아픈 곳을 제대로 찾지 못하는 경우도 많다. 속에 있기 때문이다.

근육은 여러 층으로 되어있다. 근육 속에 또 다른 근육들이 숨어있다. 피부 바로 아래 있는 겉근육은 아픈 곳을 자극해 풀 수 있다. 하지만 심층부에 있는 속근육은 아픈 곳을 찾기도 풀기도 어렵다.

겉근육과 속근육은 하는 일이 다르다

겉근육과 속근육은 생김새도 다르고 역할도 다르다. 근육의 역할은 일반적으로 힘을 내는 것이다. 크게 두 가지로, 움직이게 하는 힘과 움직이지 않게 하는 힘이다. 크고 길고 넓은 겉근육은 큰 힘을 내는 데 유용하다. 우리가 걷고 앉고 밥을 먹는 등의 큰 움직임을 겉근육이 담당한다. 속근육은 작고 짧고 좁아서 큰 움직임을 만들지 못하지만, 깊숙한 곳에 자리 잡아 몸을 움직이지 않게 잡아준다. 만일 걸어갈 때 상체가 이리저리 흔들리면 얼마나 불편하겠는가? 하체가 움직일 때 속근육이 상체를 잡아주기 때문에 안전하게 걸을 수 있다. 이처럼 움직이기 위해서는 겉근육이, 움직이지 않기 위해서는 속근육이 필요하다.

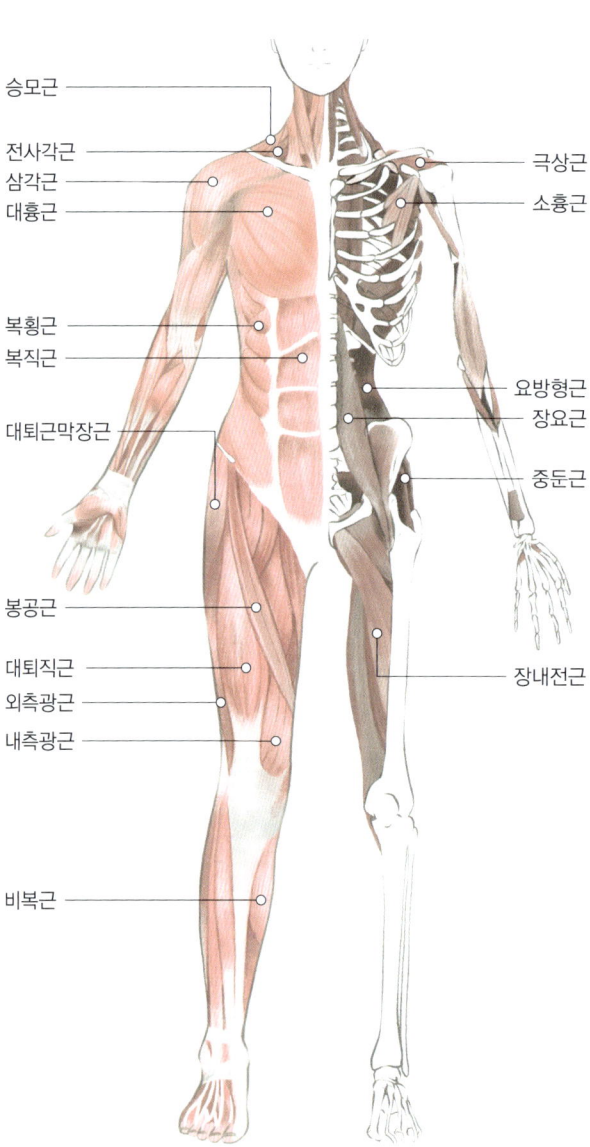

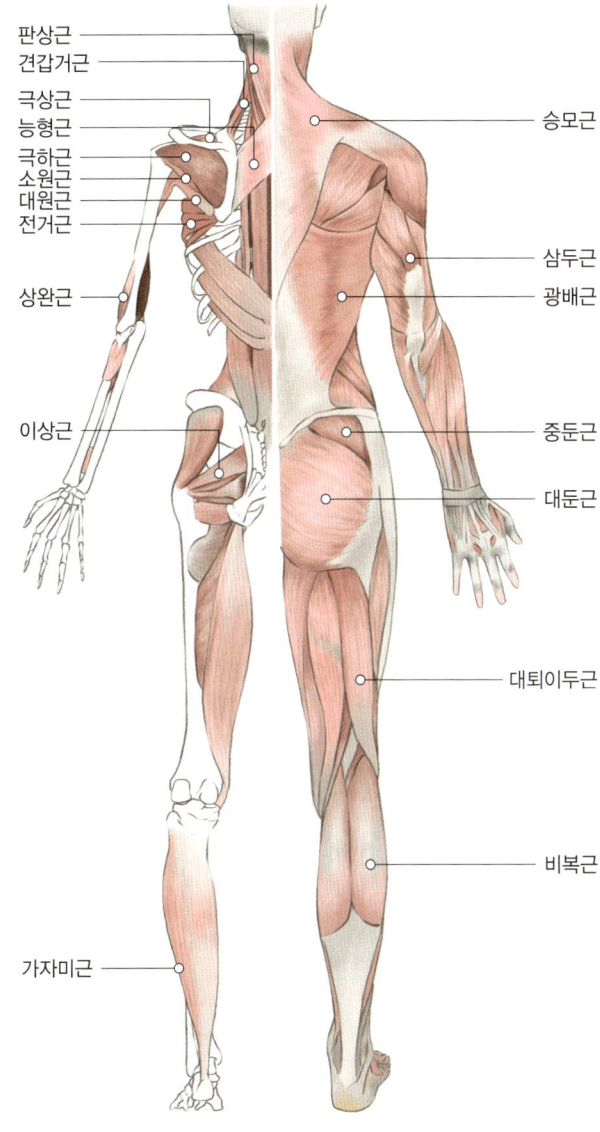

잘 쓰지 않아 더 단련해야 하는 속근육

겉근육과 속근육은 위치와 역할이 다른 만큼 운동 방법도 다르다. 많은 사람들이 눈에 보이는 겉근육 운동에 치중하지만, 건강을 위해 더 신경 써야 하는 것은 속근육 운동이다. 겉근육은 자주 쓰기 때문에 쉽게 약해지지 않는 반면, 속근육은 평소 잘 쓰지 않아 쉽게 약해지고 다치기 때문이다.

겉근육 운동만 하면 속근육이 상대적으로 약해져 균형이 깨진다. 단순한 구조적 불균형뿐 아니라 기능의 불균형이 와서 운동을 하는데도 오히려 근육통, 관절통이 생기게 된다. 이처럼 근골격계 통증은 속근육에서 시작된다. 보이지 않는 속근육을 단련하는 것이 건강을 지키는 길이다.

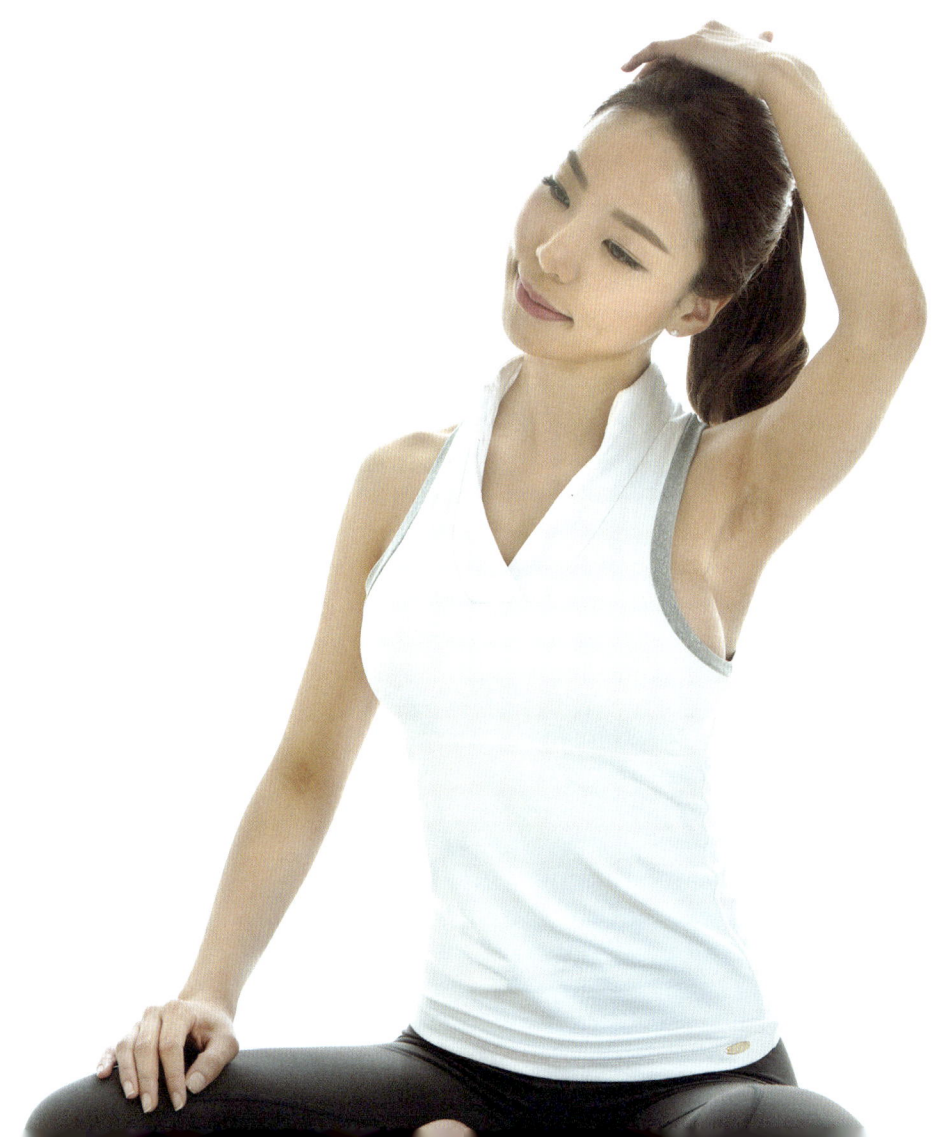

Doctor's Advice

수술, 해야 하나 말아야 하나

"선생님, 병원에 가니까 수술 하라고 하던데, 꼭 해야 할까요?"
환자들 중에는 병원에서 수술을 권유받고 상담을 받으러 오는 경우가 종종 있다. 의사마다 치료에 대한 견해가 조금씩 다를 수 있지만, 때로는 수술하지 않아도 되는데 권유하는 경우가 있다. 실제로 무릎 통증 환자 중에 수술을 권유받았지만 하지 않고 재활운동으로 나은 경우도 있다.

수술, 하는 게 좋을까? 안 하는 게 좋을까? 정답은 없다. 판단은 주치의가 하는 것이고, 결정은 환자가 하는 것이다. 다만 직접적인 외상으로 다친 것이 아니라면 수술이 우선되어서는 안 된다. 통증은 근육에서 출발하기 때문이다. 근육에 무리가 가는 동작을 오랫동안 반복하면 근육은 물론 근육을 뼈에 붙여두는 힘줄에도 무리가 간다. 그 다음에는 인대, 뼈에 무리가 가고 염증이 생기며, 이게 쌓이면 심한 통증이 온다.

이런 경우, 다시 말해 근육의 불균형이나 단축, 근력 약화 등은 엑스레이 촬영이나 MRI 등으로 관찰할 수 없다. 수술을 하더라도 근육의 상태는 그대로이기 때문에 재발할 가능성이 높다. 오히려 수술하는 과정에서 근육이 다치고 약해져 통증이 더 심해지는 경우도 있다.

물론 손상 정도가 심해 수술이 불가피한 상황도 있다. 수술을 하든지, 하지 않든지 변하지 않는 것은 근본 원인을 바로잡아야 한다는 사실이다. 특히 수술을 하면 재활운동이 꼭 필요하다. 수술로 통증의 원인은 없어지지만, 회복하는 동안 그 부분을 거의 쓸 수 없어 주변 근육의 기능이 매우 떨어지기 때문이다. 근육의 기능을 원래대로 되돌리는 재활운동을 하지 않으면, 수술을 하고도 다시 오랫동안 통증에 시달릴 수 있다.

근육과 바른 자세
근육이 통증 없는 바른 몸을 만든다

S자 척추를 유지해야 아프지 않다

최근 들어 체형과 자세에 대한 관심이 높아졌다. 헬스장이나 피티 숍에서도 '체형 교정'이라는 문구를 쉽게 볼 수 있다. 바른 체형, 바른 자세가 건강의 기본이기 때문이다.

바른 체형, 바른 자세의 기본은 바른 척추다. 인간이 다른 동물들과 가장 다른 점은 직립보행을 하는 것이고, 두 다리로 걷고 뛸 수 있게 하는 핵심 구조가 척추다. 척추는 옆에서 보면 S자로 휘어져있다. 중력을 분산해 서 있는 몸을 지탱하기 위해서다. 반대로 말해 척추의 S자 곡선이 흐트러지면 힘이 제대로 분산되지 않아 어딘가 문제가 생기고 통증이 올 수 있다. 너무 휘지도, 너무 곧지도 않은 S자 곡선을 잘 유지하는 것이 무엇보다 중요하다.

편한 자세가 건강을 해친다

척추는 성장하면서 자연스럽게 S자 곡선을 이룬다. 나이가 들면서 자세가 비뚤어지거나 무리하게 사용해 곡선이 다시 무너지는 것이다. 하루 이틀에 일어나는 일이 아니어서 문제를 빨리 파악하지 못해 바로잡기도 어렵다. 바르지 못한 자세 때문에 근육통이 있는 사람들에게 바른 자세를 알려주면 대부분 하는 말이 있다.

"더 불편한데요? 이거 더 안 좋아지는 거 아니에요?"

바른 자세는 편한 자세가 아니다. 잘못된 습관으로 체형이 틀어진 경우에 바른 자세를 하면 오히려 불편할 수 있다. 편한 자세는 힘을 뺀 자세이고, 바른 자세는 힘을 줘야 하는 자세이기 때문이다.

인간은 본능적으로 편한 자세를 찾는다. 예를 들어 의자에 바르게 앉으려면 엉덩이를 의자 뒤쪽까지 깊숙이 밀어 넣고, 허리를 펴고, 턱을 당겨야 한다. 이런 자세를 유지하려면 몸에 어느 정도 힘을 줘야 하는데, 시간이 지나면 몸에 힘이 빠지면서 등이 굽고 턱이 앞으로 나온다. 힘을 주지 않으면 자연스럽게 나오는 편한 자세다. 하지만 이런 편한 자세가 오래 지속되면 훗날 뒷목이 뻐근하고, 어깨가 결리고, 허리도 아플 것이다. 조금 힘이 들어가고 불편하더라도 바른 자세를 유지해야 하는 이유다.

근육이 바른 자세를 만든다

바른 자세를 만드는 힘은 근육에서 나온다. 영화를 보면 해골들이 사람처럼 걸어 다니지만 실제로 해골은 움직일 수 없다. 근육이 없기 때문이다. 꼭두각시 인형이 움직이려면 실에 매달아 조정해야 하듯이, 뼈가 움직이려면 뼈를 당겼다 놓았다 할 근육이 필요하다. 근육이 없으면 실이 풀린 인형과 같다. 근육이 뼈를 잡아줘야 하므로, 근육의 힘이 없으면 뼈의 정렬도 흐트러진다. 근육이 튼튼해야 바른 자세를 유지할 수 있고 체형을 바로잡을 수 있다.

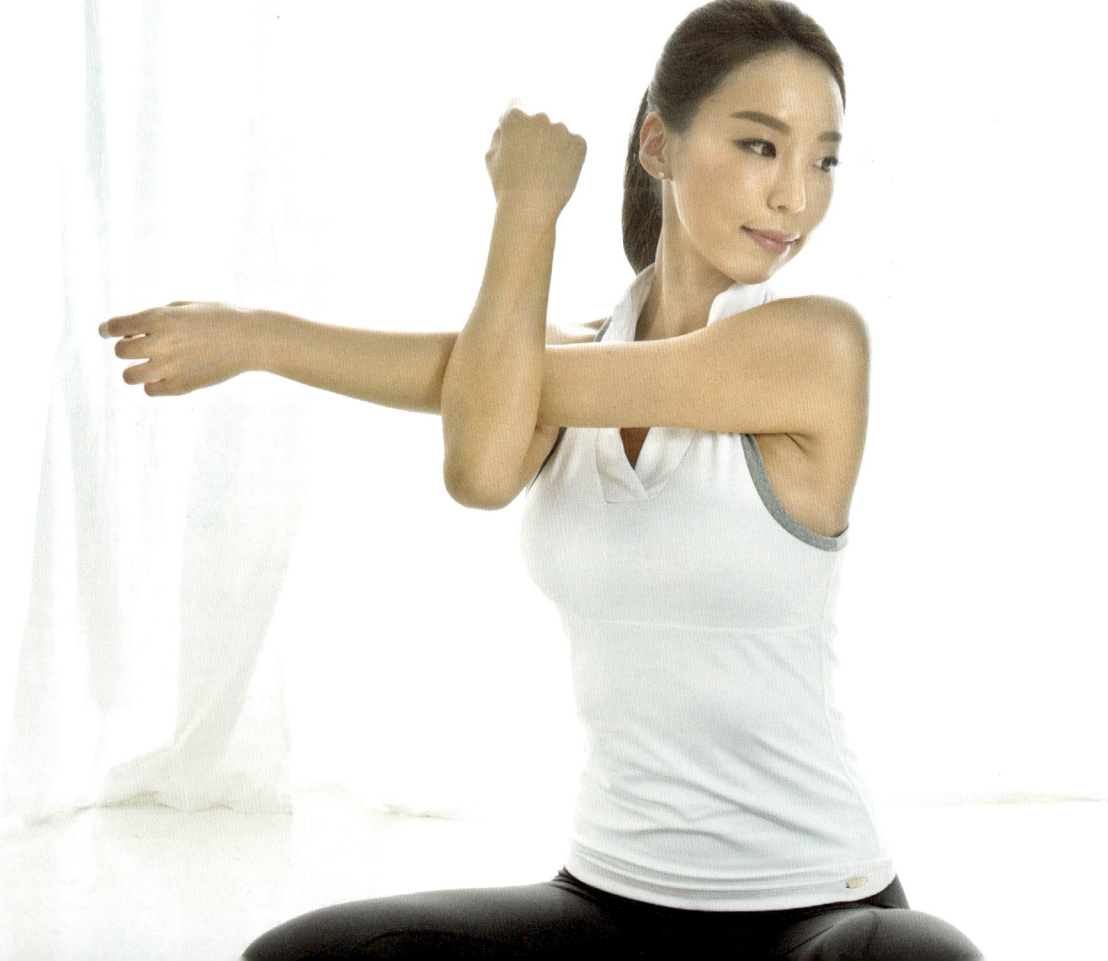

[바르게 선 자세]   [잘못된 자세]

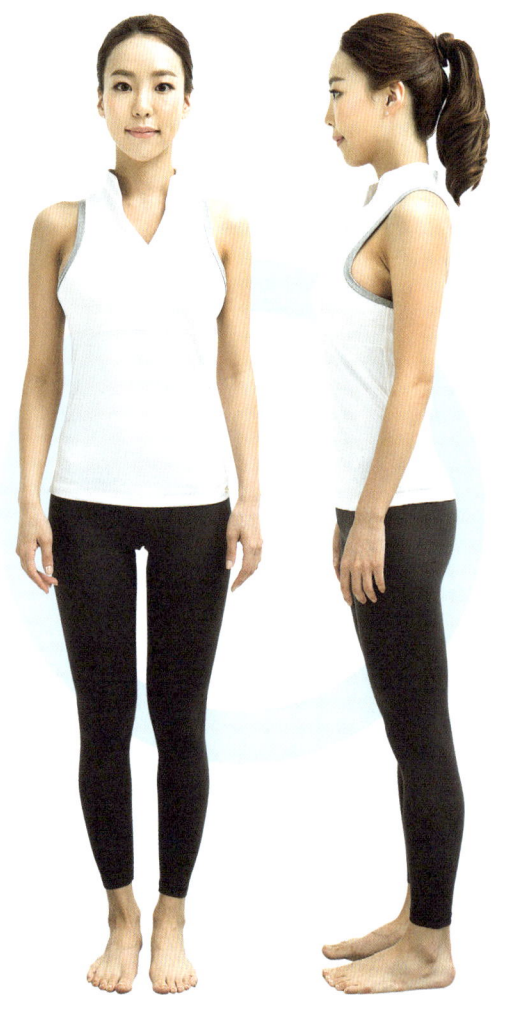 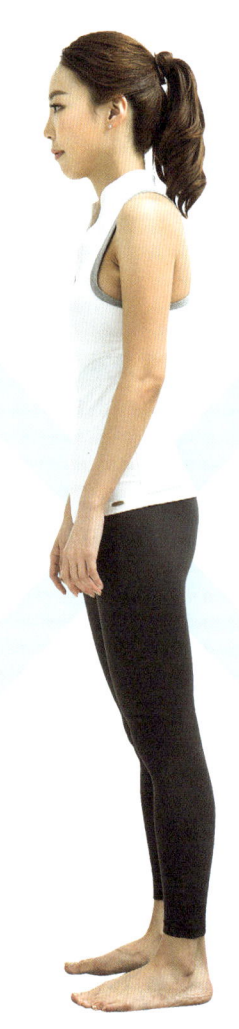

[바르게 앉은 자세]　　　　　　　　[잘못된 자세]

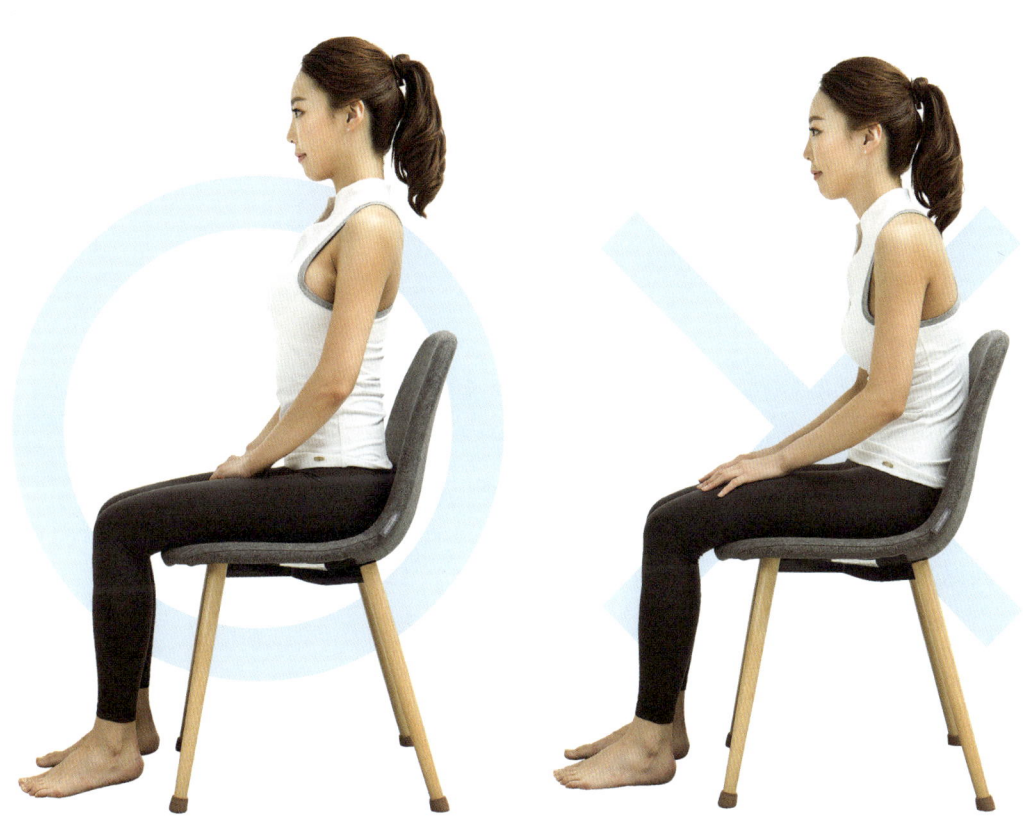

효과적인 속근육 운동법

잠든 속근육을 깨우는 4단계 운동법

속근육은 고무줄과 같다

속근육을 발달시키려면 근육을 풀어야 한다는 사람도 있고, 근육을 운동시켜야 한다는 사람도 있다. 둘 다 맞다. 근육은 고무줄처럼 늘었다 줄었다 하면서 힘이 생기고, 탄성이 강할수록 힘이 강하다. 잘 늘어나는데 줄어드는 힘이 약하거나 잘 줄어들지만 늘어나지 않는 반쪽짜리 탄성으로는 힘이 약할 수밖에 없다. 근육을 푸는 것은 늘어나는 힘을, 근육을 운동시키는 것은 줄어드는 힘을 키운다. 두 가지를 모두 해야 탄성을 완전하게 키울 수 있다.

속근육을 깨우려면 체계적인 운동이 필요하다

전등의 밝기를 조절하려면 불을 켜야 하는 것처럼 근육도 힘을 키우려면 먼저 활성화해야 한다. 겉근육은 큰 움직임을 만들어내기 때문에 일상생활에서 대부분 활성화되어있다. 그러나 속근육은 평소 잘 쓰지 않아 잠들어있는 경우가 많다. 근육을 오랫동안 쓰지 않거나 처음부터 제대로 쓴 적이 없으면 근신경계가 발달하지 않거나 퇴화한다. 잠든 근육은 단순히 풀고 운동하는 것만으로는 깨우기 어렵다. 미국스포츠의학회(NASM)에 따르면, 속근육을 활성화해 발달시키기까지 크게 4단계를 거쳐야 한다.

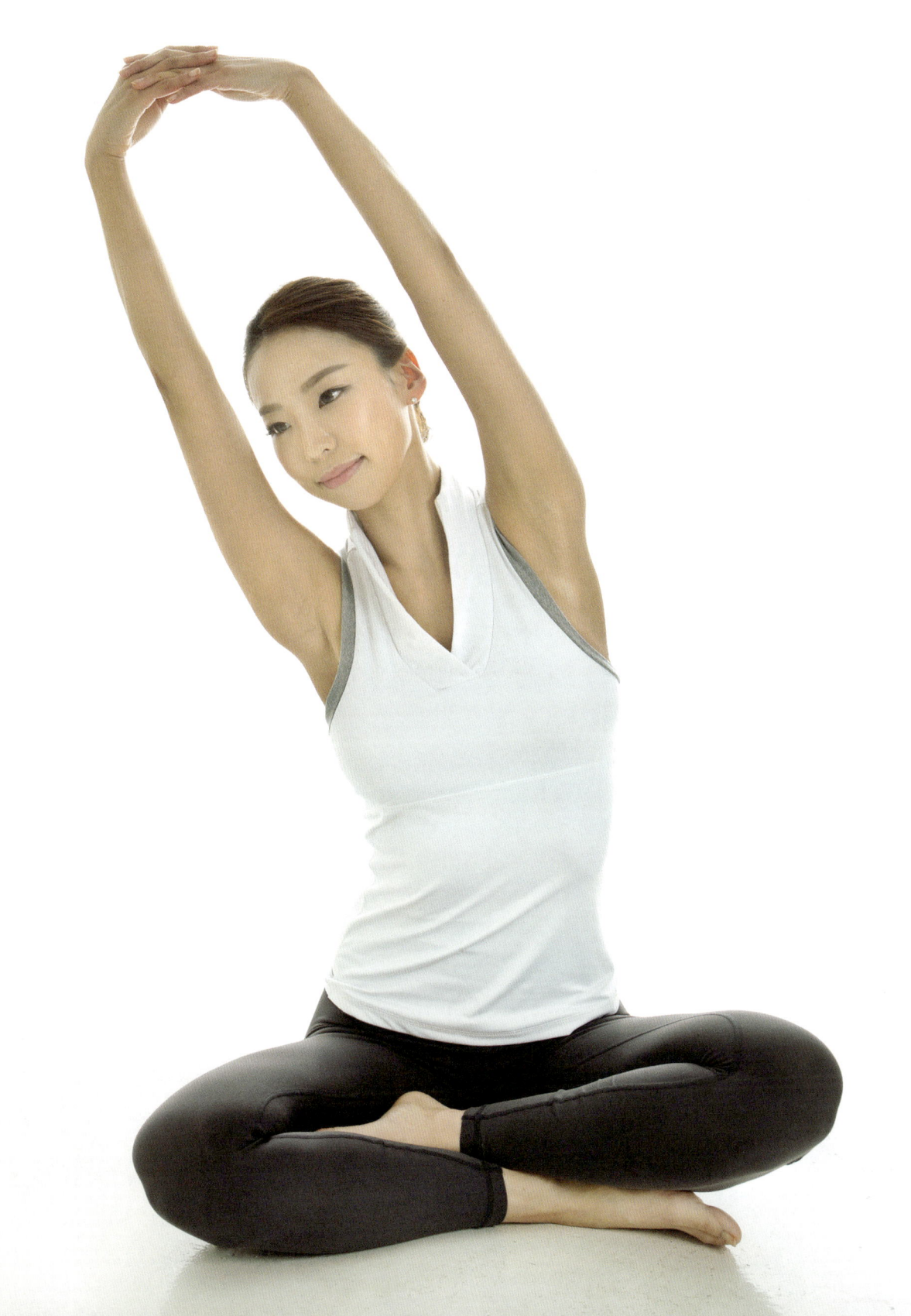

속근육을 발달시키는 4단계 운동

1단계

억제(Inhibition)

근육을 너무 많이 쓰거나 쓰지 않으면 근육이 뭉친다. 근섬유 전체가 뭉친 상태와 근섬유의 어느 한 부분이 매듭처럼 뭉친 상태 두 가지인데, 근섬유 전체가 뭉친 상태를 단단한 띠(Taut band), 근섬유의 일부분이 뭉친 상태를 통증유발점 또는 트리거 포인트(Trigger point)라고 한다. 억제는 트리거 포인트를 푸는 단계다.

고무줄에 매듭이 있는 상태에서 양쪽으로 잡아당겨 늘이면 매듭이 더 단단해진다. 트리거 포인트도 이와 같다. 이걸 풀고 늘여야 근섬유 전체가 회복된다.

트리거 포인트를 푸는 방법은 압력이다. 마사지라고 생각하면 되는데, 아무 곳이나 주무르는 게 아니라 해당 근육을 정확하게 찾아 압력을 주는 것이다. 이때 폼롤러와 마사지볼을 많이 사용한다. 체중을 이용해 스스로 근육을 마사지할 수 있게 돕는다.

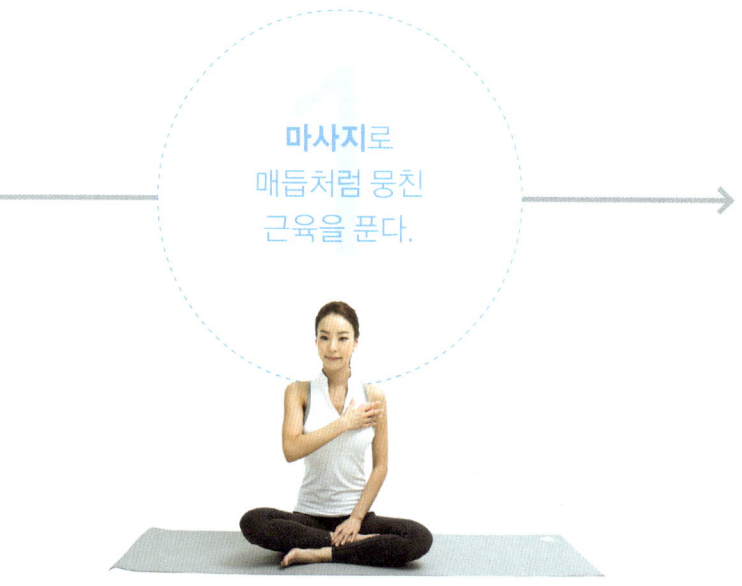

마사지로 매듭처럼 뭉친 근육을 푼다.

2단계

신장(Lengthening)

스트레칭으로 속근육을 늘여 줄어든 길이를 회복시킨다. 고무줄이 많이 늘어날수록 강하게 줄어드는 것처럼 근육도 잘 늘어나야 잘 줄어든다. 스트레칭은 크게 정적인 스트레칭과 동적인 스트레칭으로 나누는데, 근육을 활성화하는 데는 정적인 스트레칭이 더 효과적이다.

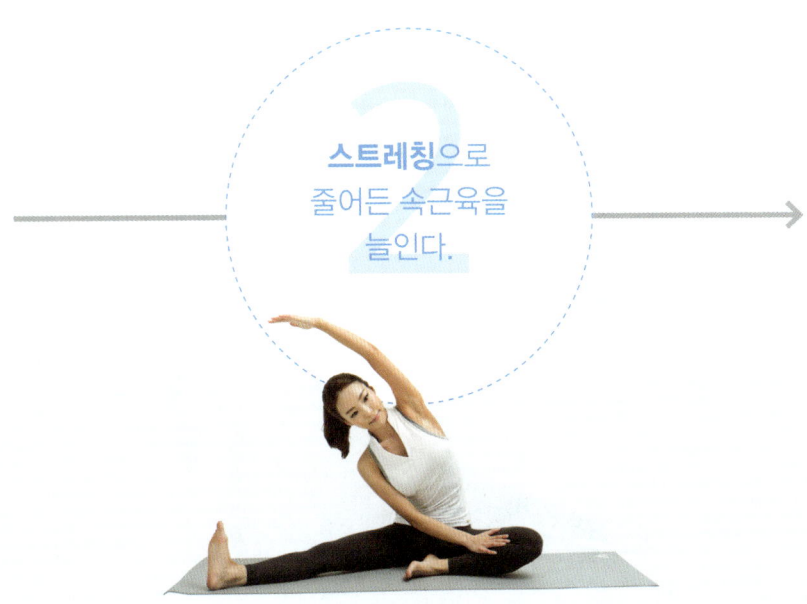

스트레칭으로 줄어든 속근육을 늘인다.

3단계

활성화(Activation)

본격적으로 속근육을 깨워 힘을 키우는 단계다. 이때 강도가 높은 운동을 해선 안된다. 우리 몸이 움직이려면 여러 근육이 동시에 작용해야 한다. 겉근육이 강해도 속근육이 약하거나 잠든 상태에서 강도 높은 운동을 하면 속근육이 전혀 작동하지 않는다.

예를 들어 아이가 들 수 없는 물건을 어른과 아이가 함께 옮긴다면 아이는 아무 일도 할 수 없다. 아이가 들 수 있는 물건을 들게 해야 아이도 일을 할 수 있다. 마찬가지로 속근육을 활성화하는 3단계에서는 속근육에 맞춰 겉근육이 개입하지 않게 운동하는 것이 핵심이다. 그렇기 때문에 겉근육 운동보다 더 섬세하고 약하게, 천천히 해야 한다.

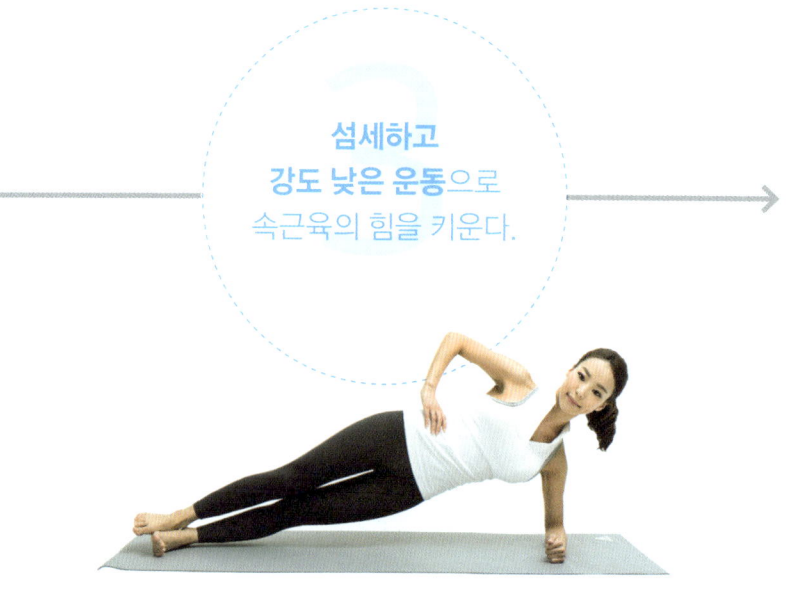

섬세하고
강도 낮은 운동으로
속근육의 힘을 키운다.

4단계

통합(Integration)

3단계까지 속근육을 깨우는 데 초점을 맞췄다면 4단계에서는 겉근육과 속근육이 전체적으로 제 기능을 잘 할 수 있게 하는 것이다. 가벼운 조깅이나 요가, 웨이트 트레이닝 등을 하면 좋다.

원래 하던 운동이 있으면 그대로 해도 괜찮다. 일반적으로 하는 운동들이 대부분 온몸을 골고루 쓰는 편이어서 속근육이 충분히 활성화되었다면 운동할 때 겉근육과 속근육이 다 잘 쓰일 수 있다.

다만 어떤 운동이든 4단계 운동을 하면서도 1~3단계의 운동을 중단하지 말고 꾸준히 해야 기능이 떨어지지 않는다.

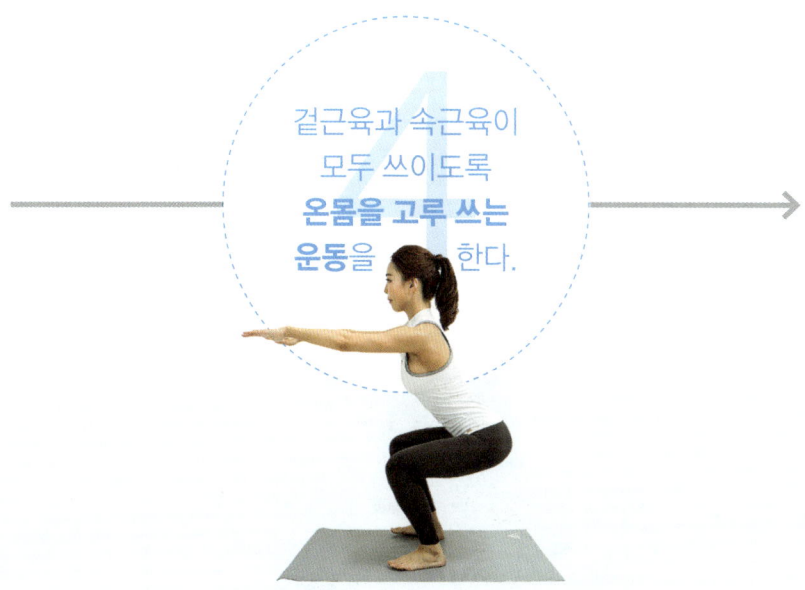

겉근육과 속근육이 모두 쓰이도록 **온몸을 고루 쓰는 운동을** 한다.

✓ Check!

나의 속근육은 괜찮은 걸까?
스스로 알아보는 속근육 진단법

속근육의 상태를 알아보는 가장 간단한 방법은 그 부분을 직접 눌러보는 것이다. 다만 속근육은 깊숙한 곳에 있어 정확한 위치를 알고 눌러야 한다. 주의할 점은 누르는 강도다. 속근육에 이상이 있으면 눌렀을 때 통증이 느껴지는데, 너무 세게 누르면 이상이 있어서 아픈 건지 눌러서 아픈 건지 구별하기 어렵고, 너무 약하게 누르면 이상이 있어도 통증을 느끼지 못할 수 있다.

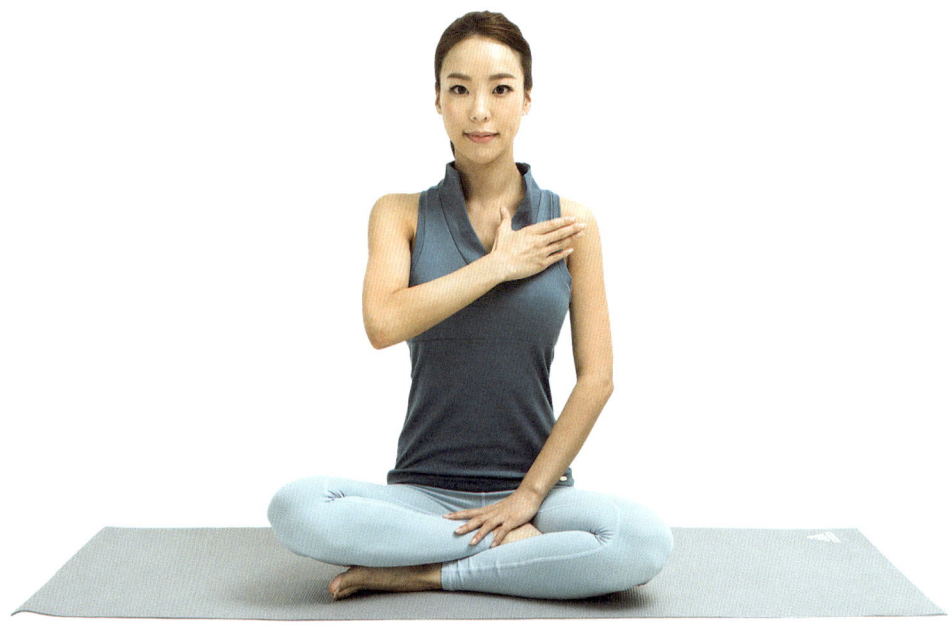

좌우를 모두 눌러 비교해보는 것도 중요하다. 오른손잡이, 왼손잡이가 있듯이 근육도 자주 쓰는 쪽이 있어 좌우 근육이 기능적으로 차이가 날 수 밖에 없다. 자주 쓰는 근육에 이상이 생기는 경우가 많으며, 좌우를 번갈아 눌러보아 통증이 더 심한 쪽이 더 안 좋은 곳이라고 판단할 수 있다. 통증이 있으면 마사지, 스트레칭, 운동으로 속근육을 정상화시킨다.

☑ 진단은 이렇게

속근육이 있는 부분을 좌우 모두 지그시 눌러 통증이 있는지, 어느 쪽이 더 아픈지 살펴본다. 아픈 정도는 속근육의 상태이고, 좌우의 통증 차이는 불균형의 정도이다.

☑ Check 1

목 견갑거근

견갑거근에 이상이 생기면 어깨 뒤쪽이 전체적으로 무겁고 두통이 온다. 목이 잘 안 돌아가는 증상도 나타날 수 있다.

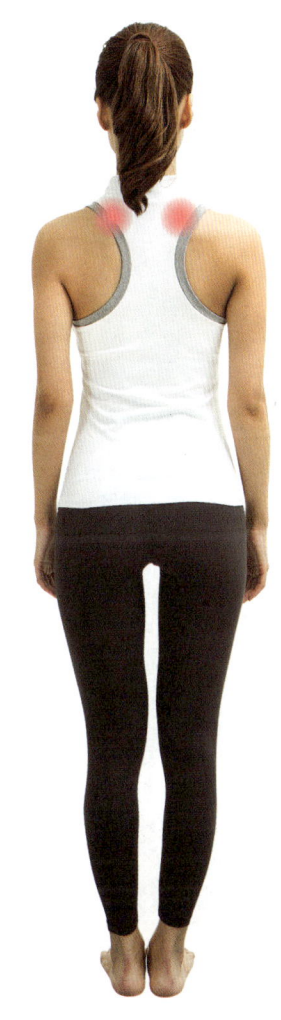

☑ Check 2

어깨 **극하근**

극하근에 이상이 생기면 어깨 깊숙이 통증이 느껴진다. 손의 쥐는 힘이 약해지고, 손가락이 저리기도 한다.

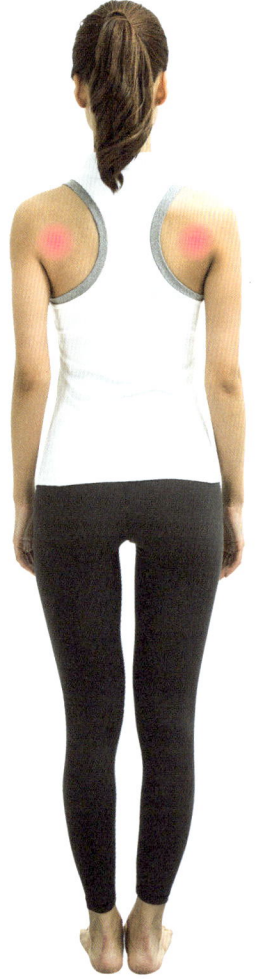

☑ Check 3

가슴 **소흉근**

소흉근에 이상이 오면 손과 팔이 저리고, 부종이 나타날 수 있다. 소흉근이 짧아지면서 어깨와 등이 굽기도 한다.

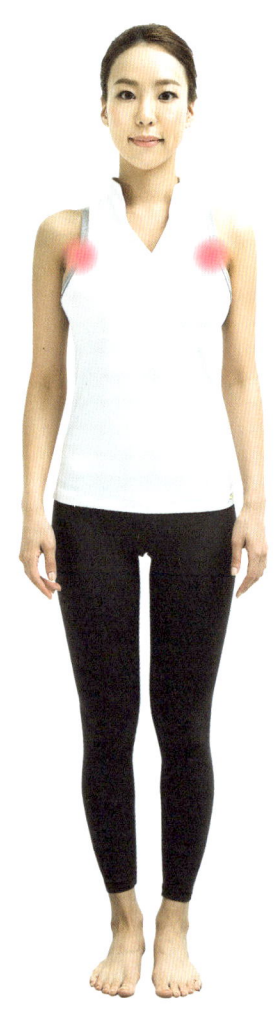

☑ Check 4

등 **능형근**

능형근에 이상이 오면 등 가운데가 결리는 증상이 생긴다. 등이 굽거나 굽은 등이 더 심해질 수 있고, 새가슴이 나타나는 경우도 있다.

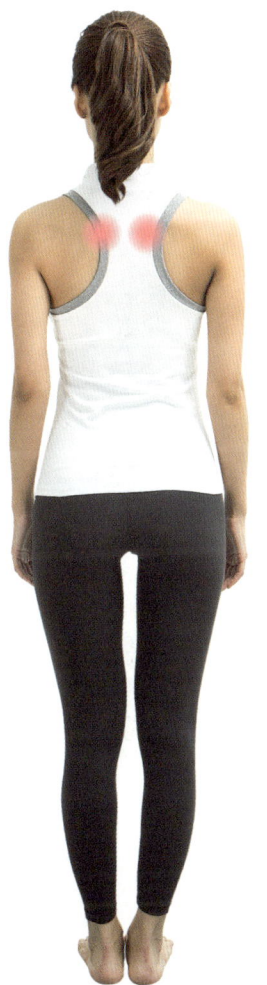

☑ Check 5

허리 **요방형근**

요방형근에 이상이 오면 허리가 깊숙이 쑤시고, 꼬리뼈가 아플 수 있다. 골반의 균형이 틀어지기도 한다.

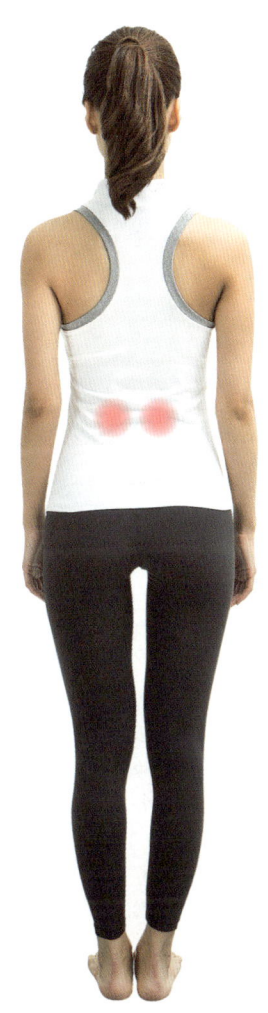

☑ Check 6

허리 **장요근**

장요근에 이상이 생기면 요추를 따라 수직으로 통증이 온다. 허벅지 앞쪽이 아프거나 저리고, 허리가 굽을 수 있다.

☑ Check 7

고관절 **중둔근**

중둔근에 이상이 생기면 고관절 주변에 통증이 나타난다. 특히 임산부에게 심하다. 골반의 불균형도 심해진다.

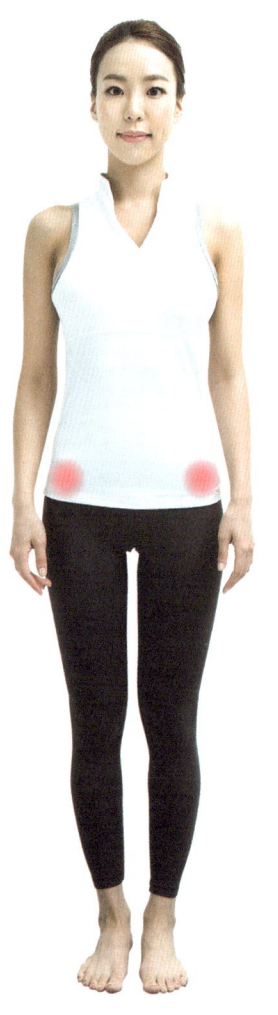
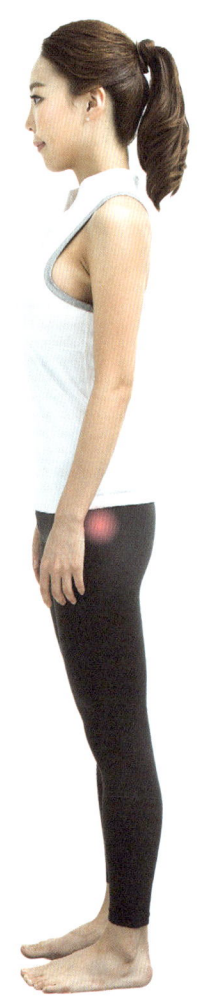

☑ **Check 8**

무릎 **봉공근**

봉공근에 이상이 생기면 걷거나 뛸 때 무릎 안쪽이 지속적으로 아프다. 다리 전체가 붓기도 한다.

☑ **Check 9**

종아리 **가자미근**

가자미근에 이상이 오면 발이 저리고 발바닥이 아프다. 종아리 부종이 심하고, 밤에 종아리에 쥐가 나기도 한다.

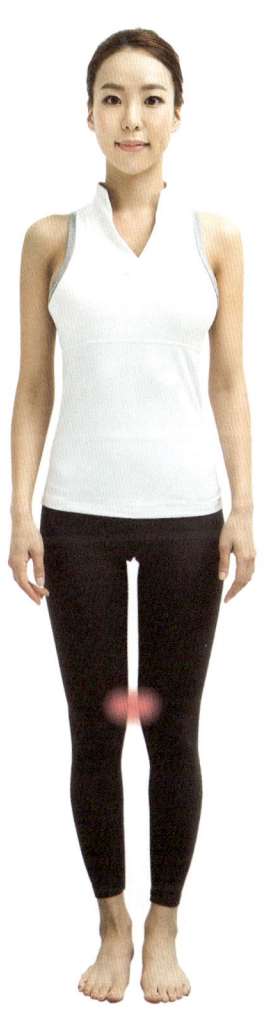
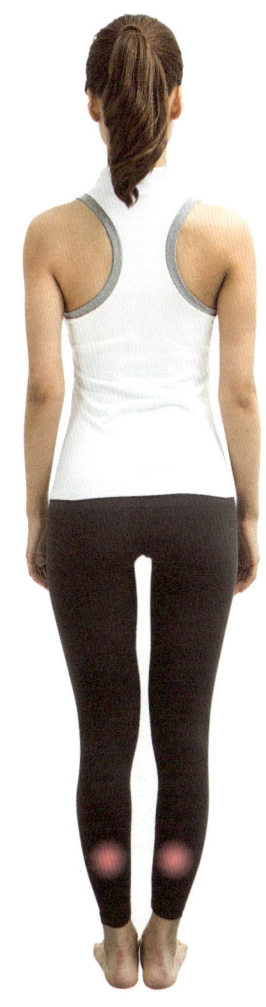

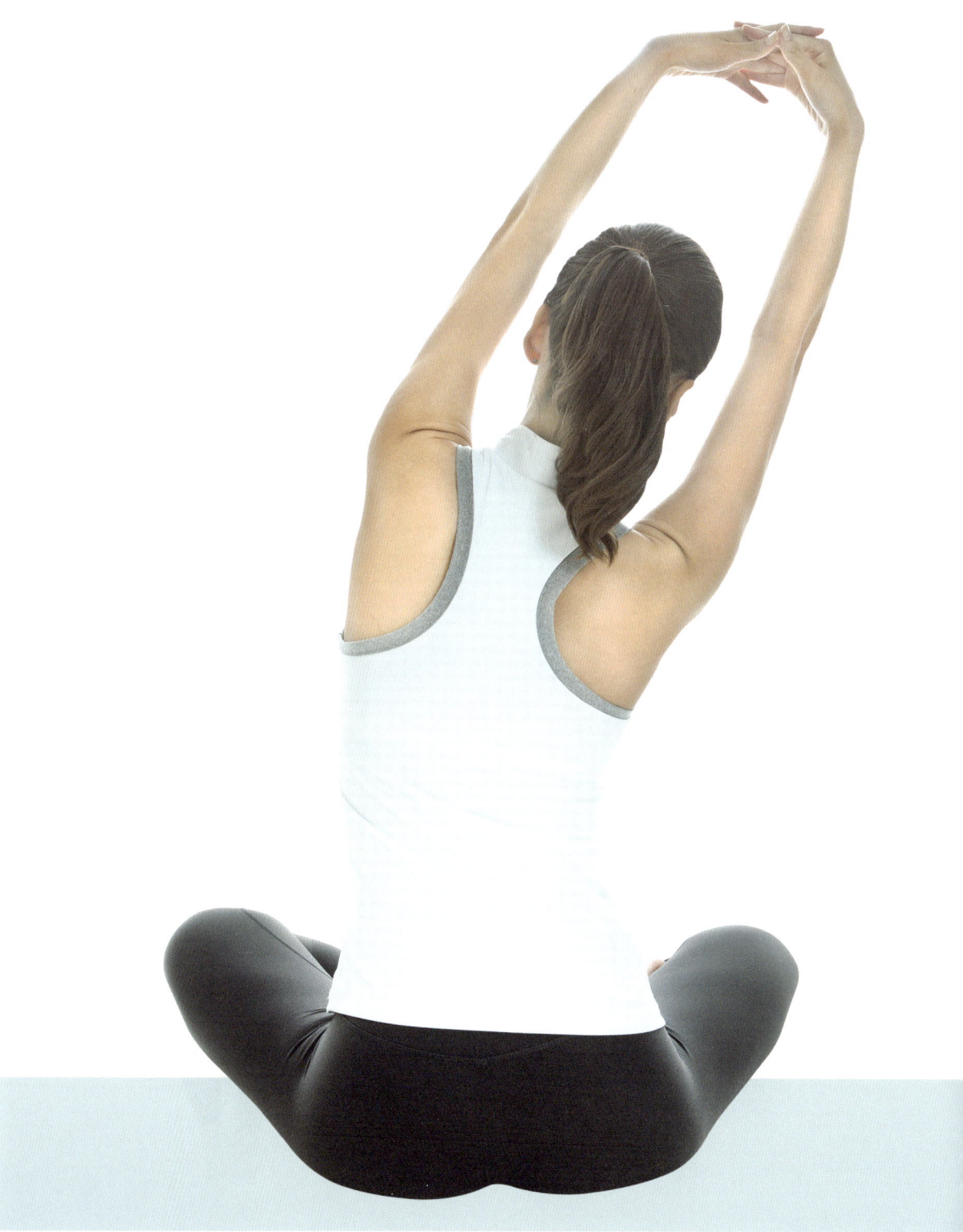

PART
2

통증을 가라앉히는 증상별 완화 운동

어깨가 결리고, 허리가 아프고, 다리도 붓고… 이런 통증에 시달린다면 먼저 속근육을 살펴봐야 한다. 대부분의 통증이 속근육에서 시작되기 때문에 속근육을 단련하면 통증을 줄일 수 있다. 마사지, 스트레칭, 운동 등 단계별 운동 방법을 소개한다.

 ## 증상 1 — 뒷목이 결려요

평소 뒷목이 결리고 피로감을 느낀다면 목 뒤쪽의 판상근을 살펴봐야 한다. 판상근은 목부터 등까지 길게 붙어있는 근육으로 목의 전반적인 움직임을 담당한다. 장시간 앉아서 컴퓨터를 보거나 스마트폰을 오래 보면 판상근이 경직된다. 이 상태가 지속되면 뒷목 전체가 결리고, 만성피로로 이어져 항상 목이 무겁고 목 뒤에 짐을 올려놓은 것 같은 피로감을 느끼게 된다. 심하면 거북목이 될 수 있다. 판상근을 늘이고 운동하면 통증 완화 효과를 볼 수 있다.

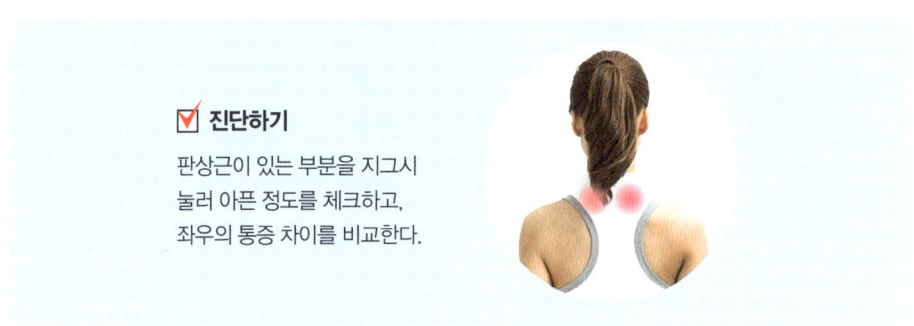

☑ **진단하기**
판상근이 있는 부분을 지그시 눌러 아픈 정도를 체크하고, 좌우의 통증 차이를 비교한다.

통증 완화 운동

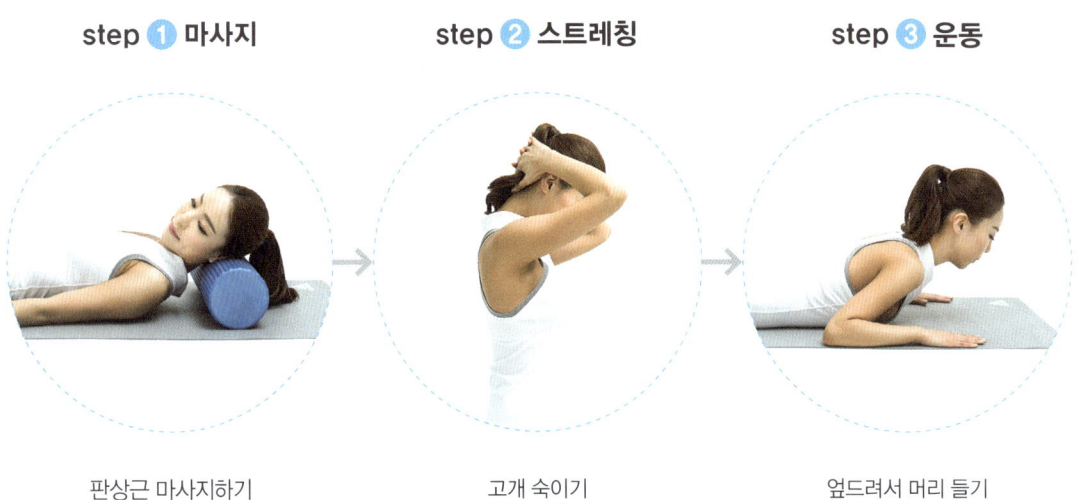

step ① 마사지	step ② 스트레칭	step ③ 운동
판상근 마사지하기	고개 숙이기	엎드려서 머리 들기

step 1 마사지
판상근 마사지하기

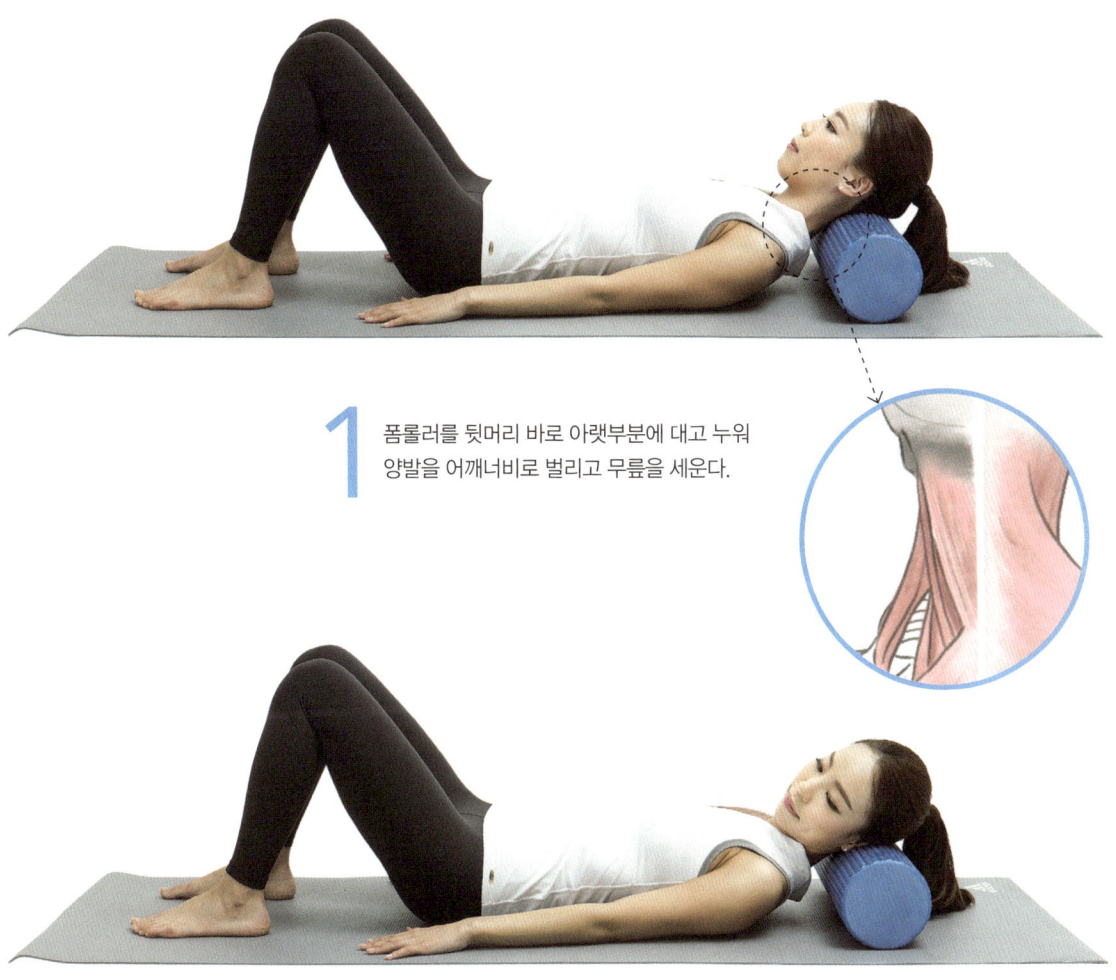

1 폼롤러를 뒷머리 바로 아랫부분에 대고 누워 양발을 어깨너비로 벌리고 무릎을 세운다.

2 힘을 빼고 목을 가볍게 옆으로 돌린다. 좌우 교대로 10회씩 반복한다.
*많이 뻐근한 곳이 있으면 그 부분을 집중적으로 마사지한다.

step ❷ 스트레칭
고개 숙이기

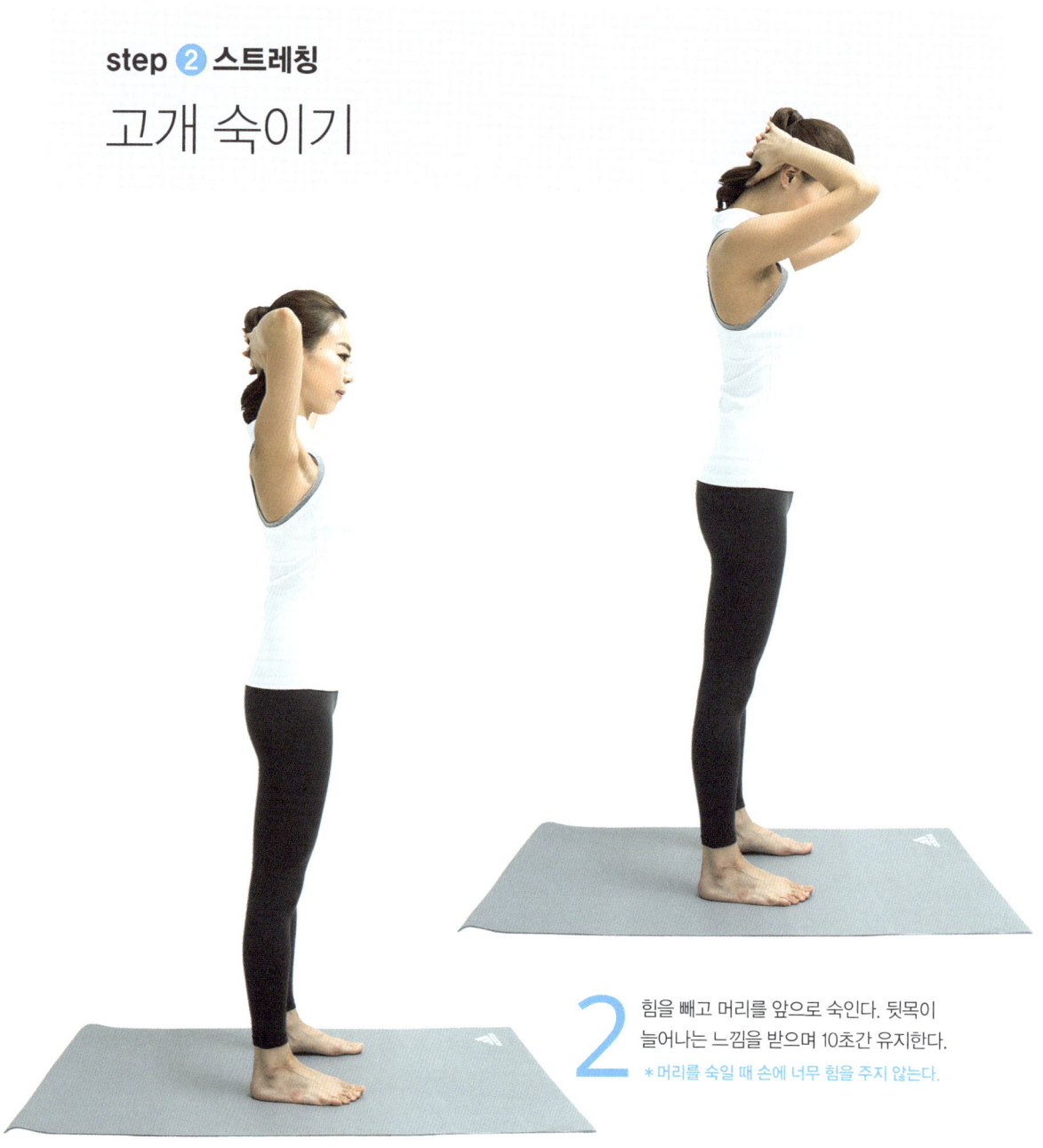

2 힘을 빼고 머리를 앞으로 숙인다. 뒷목이 늘어나는 느낌을 받으며 10초간 유지한다.
＊머리를 숙일 때 손에 너무 힘을 주지 않는다.

1 양발을 어깨너비로 벌리고 서서 양손을 깍지 껴 뒷머리에 댄다.

step ③ 운동
엎드려서 머리 들기

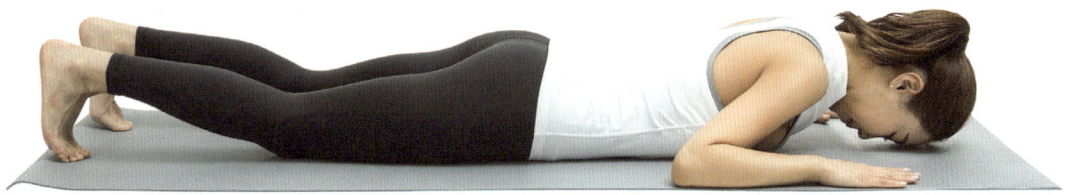

1 이마를 바닥에 대고 엎드린다.

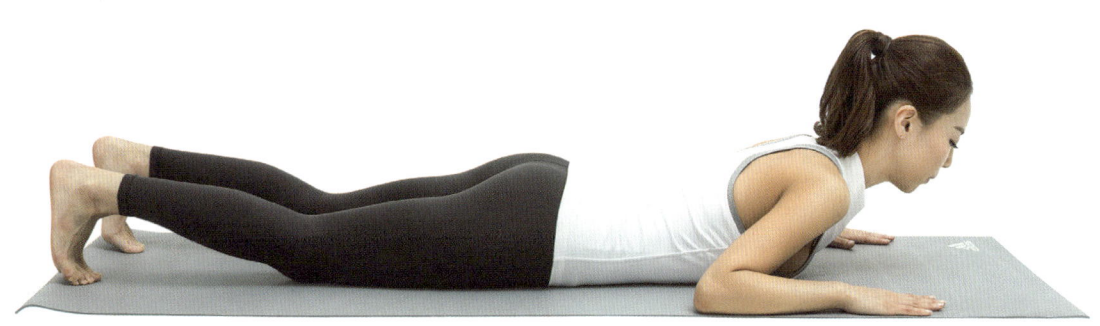

2 어깨는 최대한 움직이지 말고 머리만 젖히듯이 들었다가 내린다. 10회 반복한다.

＊목 근육은 약해서 무리하면 다칠 수 있다.
　머리를 든 채 오래 있지 말고 바로 내린다.

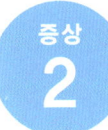

어깨가 무겁고 뻐근해요

많은 사람들이 어깨가 항상 무겁다거나 어깨에 혹이 있는 것 같다고 말한다. 이런 증상은 피곤하면 더 심해진다. 이 경우 보통 승모근을 마사지하는데, 승모근과 함께 살펴봐야 하는 근육이 견갑거근이다. 견갑거근은 견갑골과 목을 연결하는 근육으로 어깨와 목의 모든 움직임에 관여하며, 팔을 위로 올릴 때 견갑골의 움직임을 돕는다. 견갑거근에 이상이 생기면 어깨가 무겁고 목이 잘 돌아가지 않는다. 어깨가 앞으로 말린 사람은 견갑거근이 짧아진 경우가 많으므로 특히 관리가 필요하다.

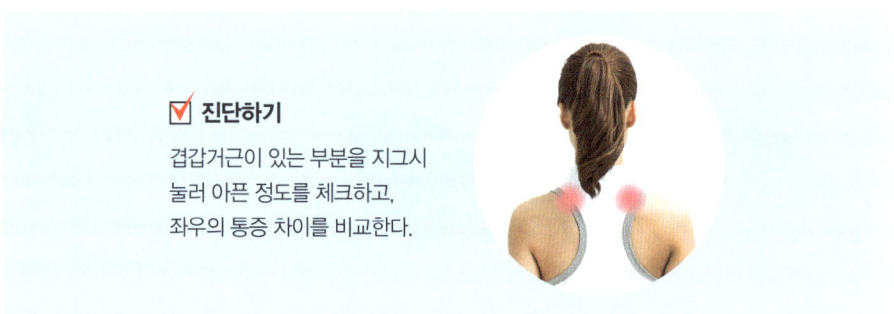

✓ 진단하기

견갑거근이 있는 부분을 지그시 눌러 아픈 정도를 체크하고, 좌우의 통증 차이를 비교한다.

통증 완화 운동

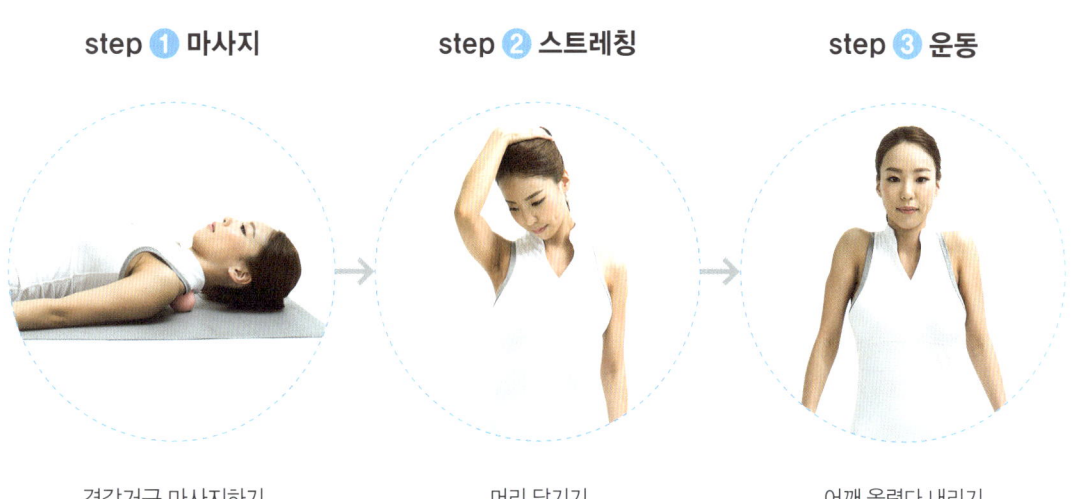

step ① 마사지 — 견갑거근 마사지하기

step ② 스트레칭 — 머리 당기기

step ③ 운동 — 어깨 올렸다 내리기

step 1 마사지
견갑거근 마사지하기

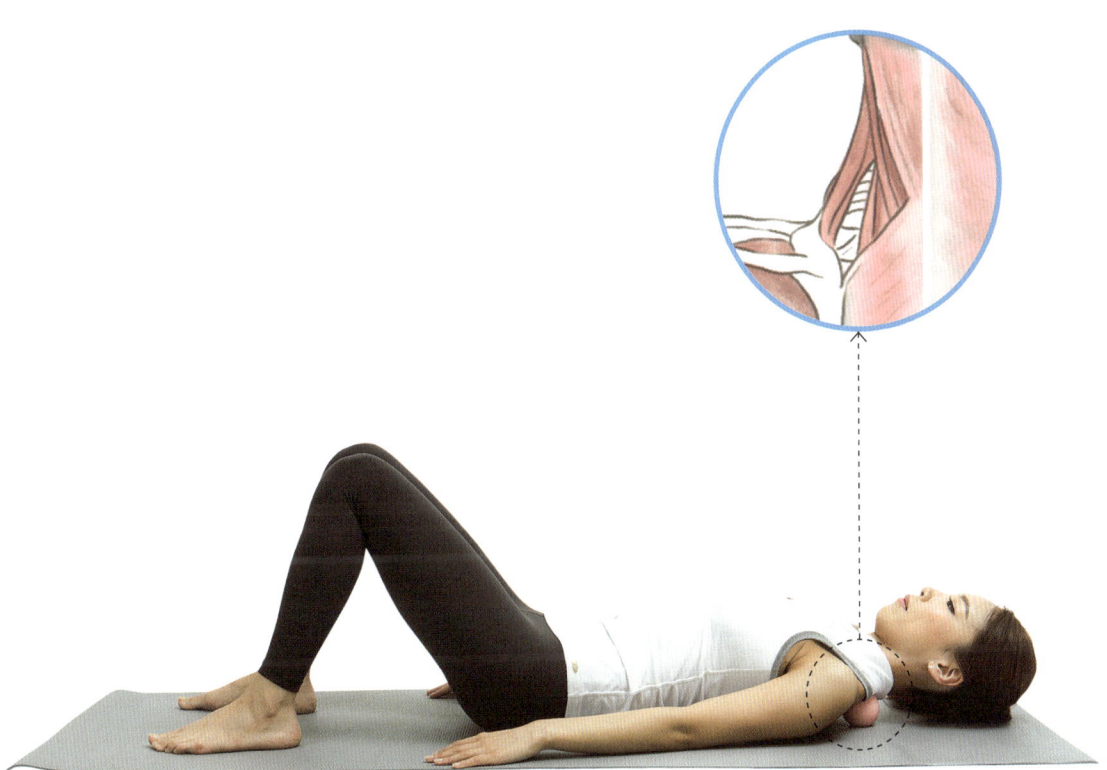

1 마사지볼을 바닥에 놓고 견갑거근이 있는 부분을 볼에 맞춰 눕는다. 힘을 빼고 지그시 눌러 10초간 유지한 뒤 반대쪽도 한다.

*뼈가 눌리지 않도록 주의한다.

step ❷ 스트레칭
머리 당기기

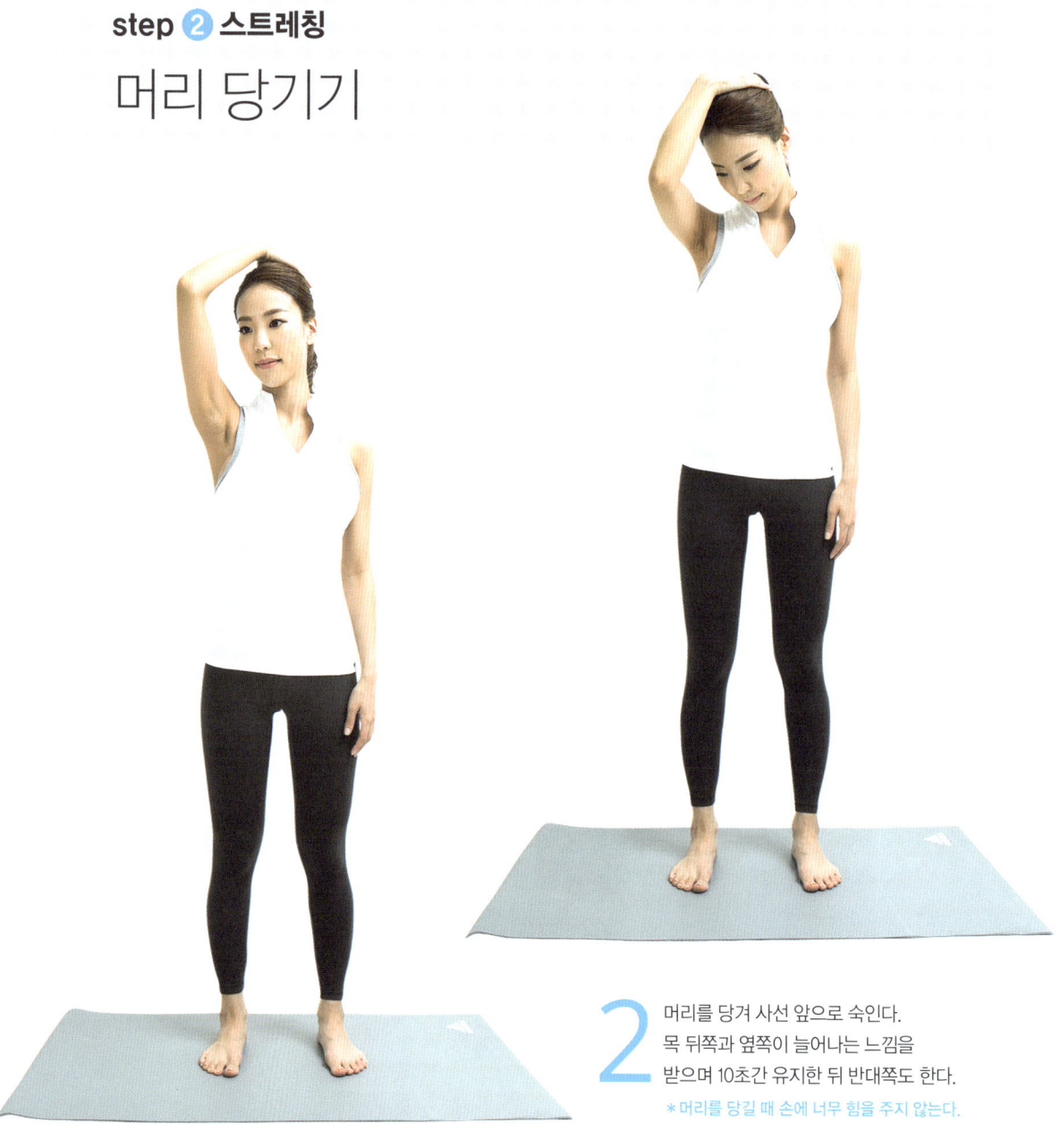

1 양발을 어깨너비로 벌리고 서서 한쪽 손으로 대각선 반대쪽 머리를 잡는다.

2 머리를 당겨 사선 앞으로 숙인다. 목 뒤쪽과 옆쪽이 늘어나는 느낌을 받으며 10초간 유지한 뒤 반대쪽도 한다.

*머리를 당길 때 손에 너무 힘을 주지 않는다.

step ③ 운동
어깨 올렸다 내리기

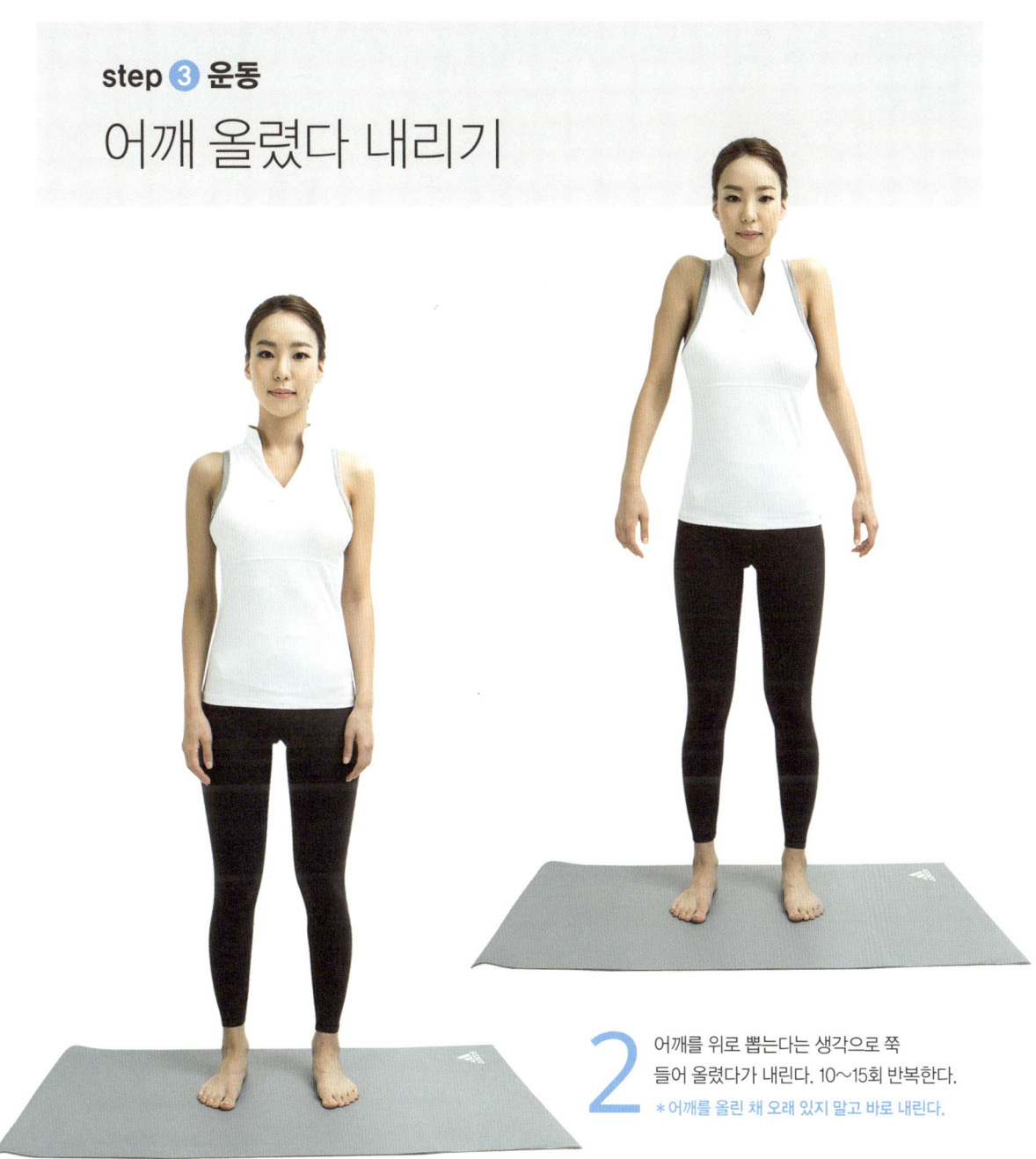

1 양발을 어깨너비로 벌리고 서서 어깨에 힘을 뺀다.

2 어깨를 위로 뽑는다는 생각으로 쭉 들어 올렸다가 내린다. 10~15회 반복한다.
*어깨를 올린 채 오래 있지 말고 바로 내린다.

눈이 침침하고 빠질 것 같아요

판상근의 아랫부분이 뭉치면 눈이 침침하면서 뻣뻣하고 빠질 것 같은 증상이 나타난다. 안압이 높아진 것 같은 통증이 오고, 눈이 부셔 낮에 눈을 잘 뜨지 못하며, 두통이 오는 경우도 있다. 장시간 운전할 때 나타나는 눈의 피로감도 판상근과 연관이 깊다. 고개를 내밀고 눈을 치켜뜨게 되어 판상근이 경직되고 눈이 더 피로해진다. 평소 판상근을 관리하면 눈의 피로를 줄일 수 있다.

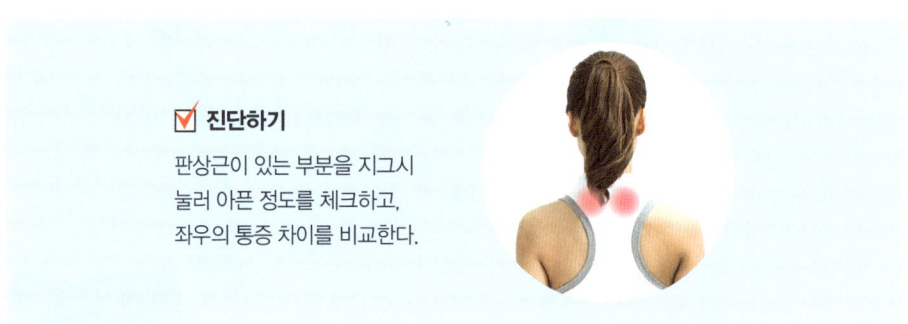

☑ **진단하기**
판상근이 있는 부분을 지그시 눌러 아픈 정도를 체크하고, 좌우의 통증 차이를 비교한다.

통증 완화 운동

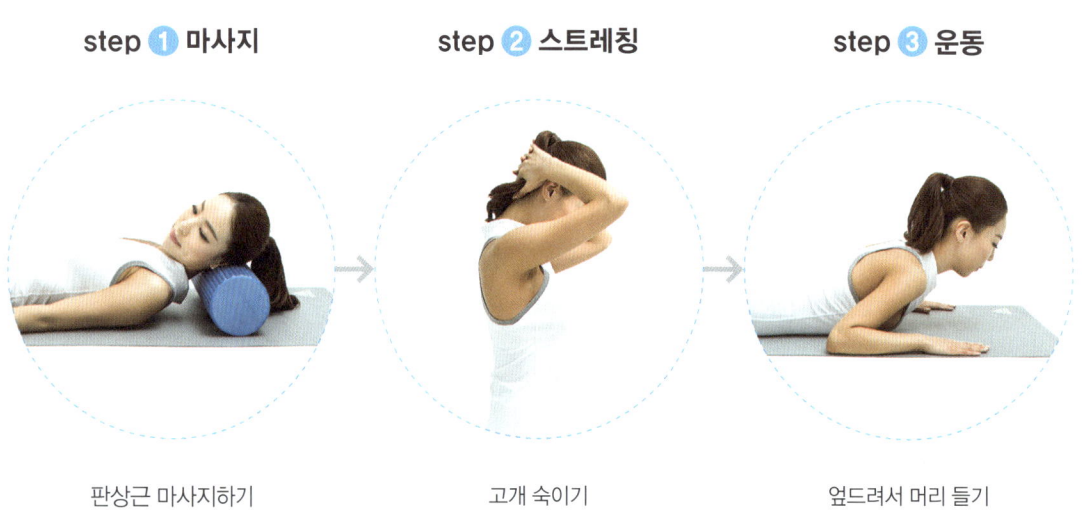

step ❶ 마사지 — 판상근 마사지하기

step ❷ 스트레칭 — 고개 숙이기

step ❸ 운동 — 엎드려서 머리 들기

step ❶ 마사지
판상근 마사지하기

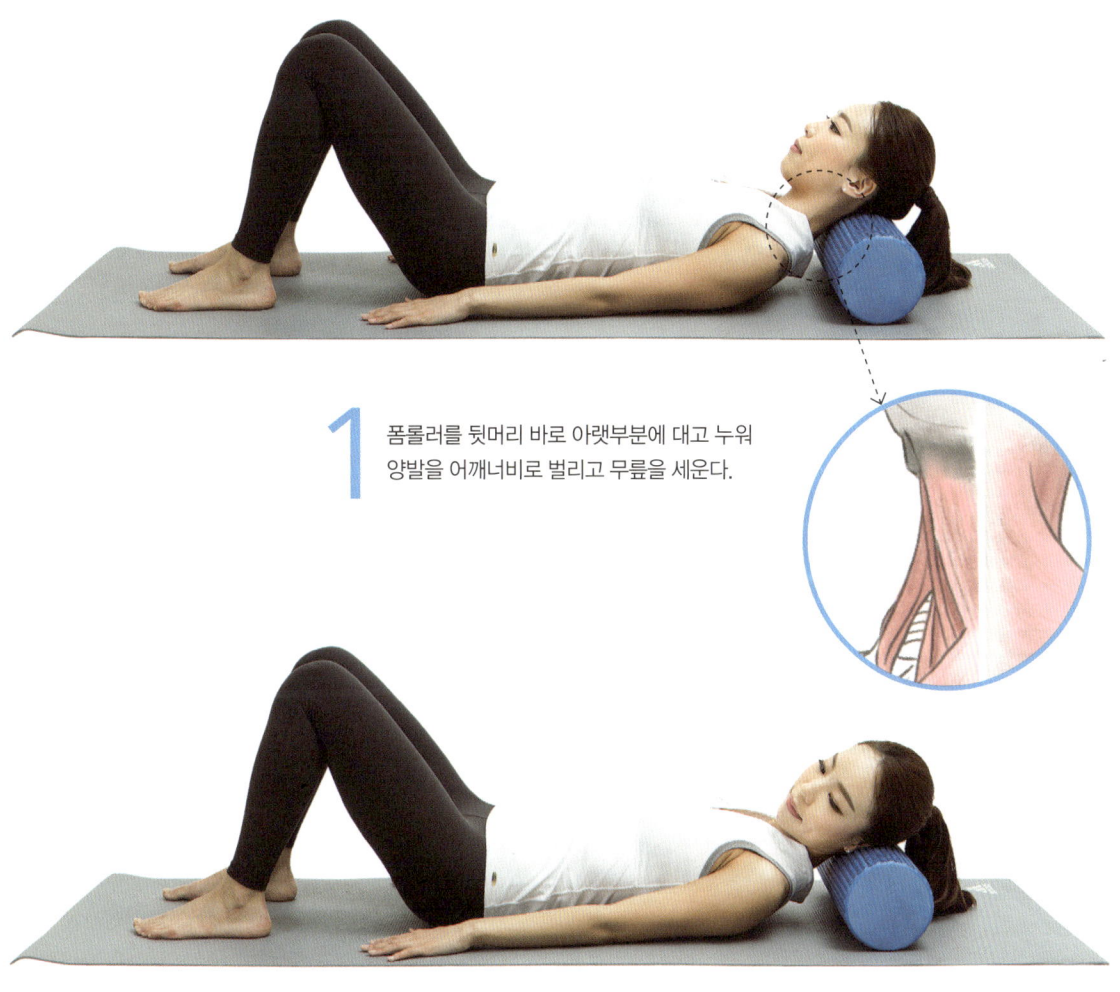

1 폼롤러를 뒷머리 바로 아랫부분에 대고 누워 양발을 어깨너비로 벌리고 무릎을 세운다.

2 힘을 빼고 목을 가볍게 옆으로 돌린다.
좌우 교대로 10회씩 반복한다.
＊많이 뻐근한 곳이 있으면 그 부분을 집중적으로 마사지한다.

step ❷ 스트레칭
고개 숙이기

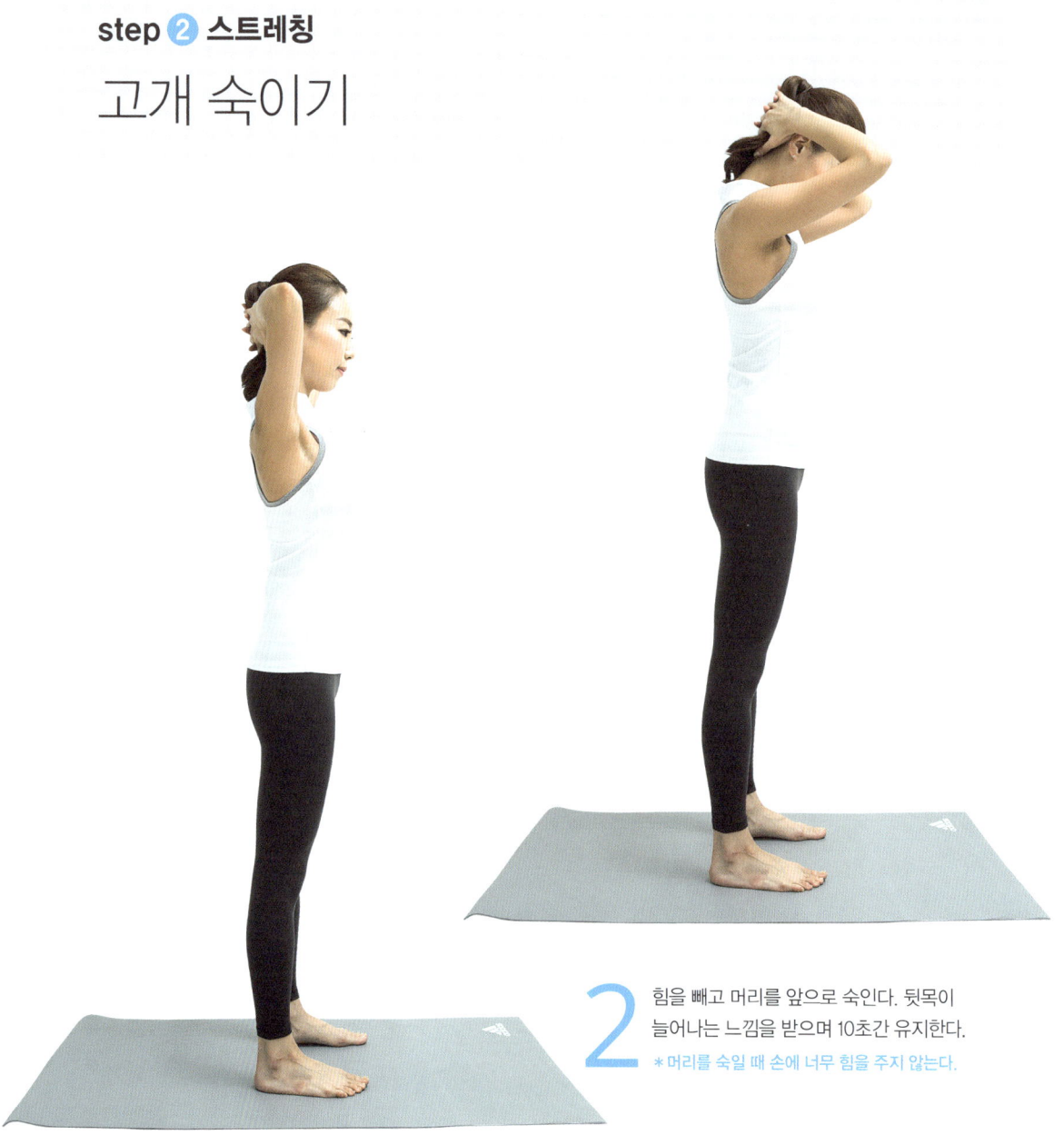

2 힘을 빼고 머리를 앞으로 숙인다. 뒷목이 늘어나는 느낌을 받으며 10초간 유지한다.
*머리를 숙일 때 손에 너무 힘을 주지 않는다.

1 양발을 어깨너비로 벌리고 서서 양손을 깍지 껴 뒷머리에 댄다.

step ③ 운동
엎드려서 머리 들기

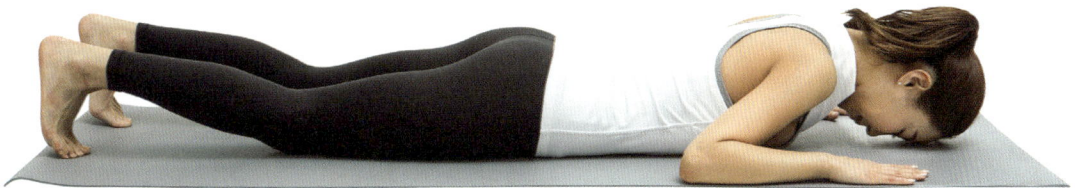

1 이마를 바닥에 대고 엎드린다.

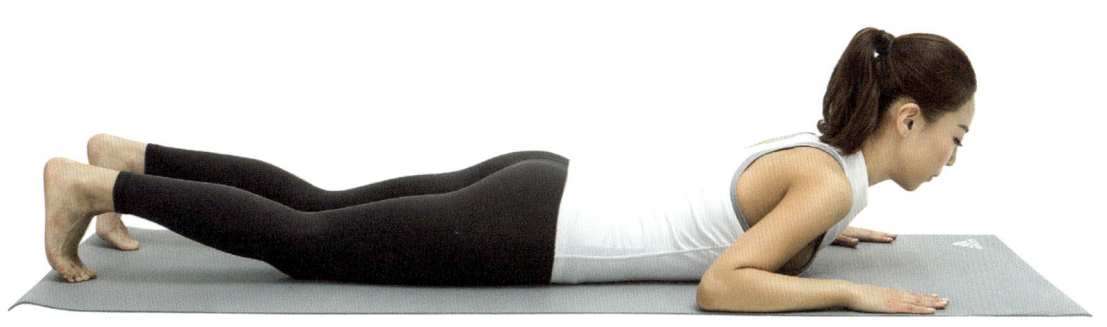

2 어깨는 최대한 움직이지 말고 머리만 젖히듯이 들었다가 내린다. 10회 반복한다.
＊머리를 든 채 오래 있지 말고 바로 내린다.

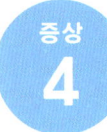 ## 증상 4 팔을 뒤로 보내면 어깨가 아파요

브래지어를 입고 벗느라 팔을 뒤로 보낼 때 어깨가 아프거나 어깨 깊숙이 통증이 느껴진다면 극하근에 문제가 있을 수 있다. 극하근은 어깨의 운동을 부드럽게 만드는 회전근개 중 하나로, 극하근에 문제가 생기면 팔에 가까운 부분이 아프고 심하면 어깨 관절염이 생길 수 있다. 평소 어깨에 불편함을 느끼지 않더라도 극하근을 만져보면 아픈 경우가 많다. 한두 번의 마사지로는 잘 풀리지 않으므로 평소 관리가 중요하다.

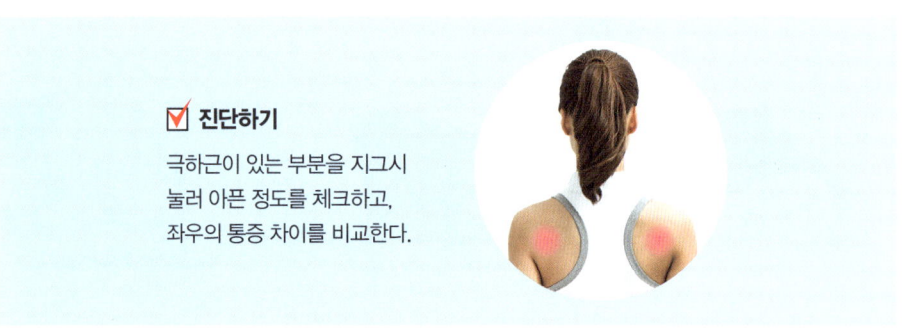

진단하기
극하근이 있는 부분을 지그시 눌러 아픈 정도를 체크하고, 좌우의 통증 차이를 비교한다.

통증 완화 운동

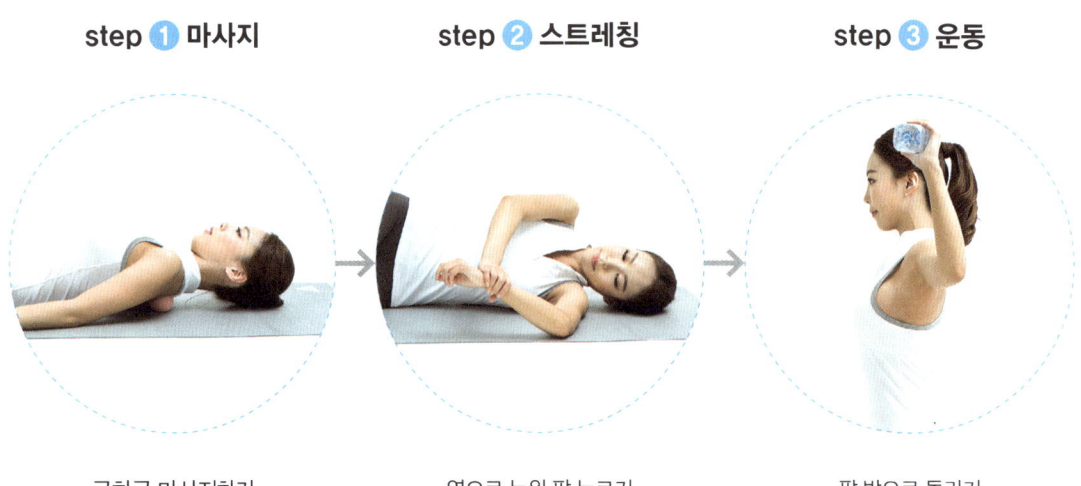

step ① 마사지 — 극하근 마사지하기

step ② 스트레칭 — 옆으로 누워 팔 누르기

step ③ 운동 — 팔 밖으로 돌리기

step ❶ 마사지
극하근 마사지하기

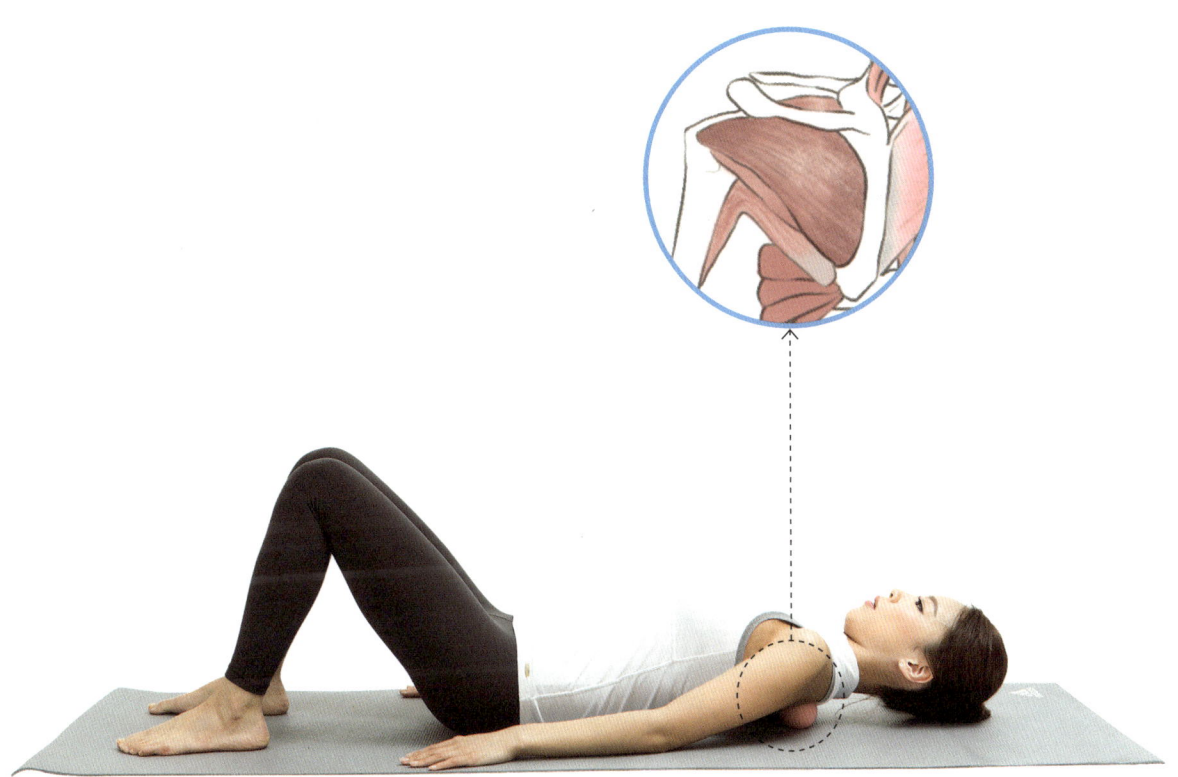

1 마사지볼을 바닥에 놓고 극하근이 있는 부분을 볼에 맞춰 눕는다. 힘을 빼고 지그시 눌러 10초간 유지한 뒤 반대쪽도 한다.
＊뼈가 눌리지 않도록 주의한다.

step ❷ 스트레칭
옆으로 누워 팔 누르기

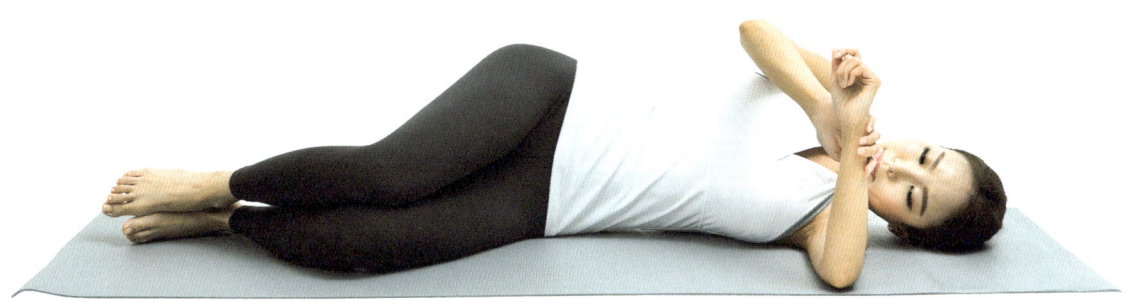

1 옆으로 누워 아래쪽 팔을 직각으로 세우고 위쪽 손으로 손목을 잡는다.

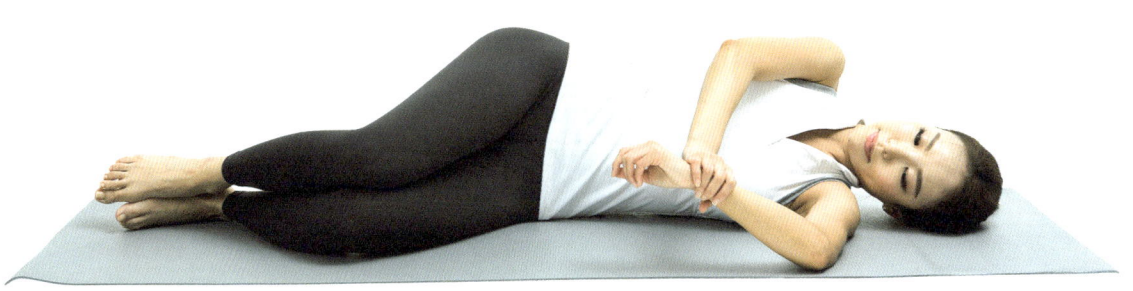

2 아래쪽 팔의 손바닥이 아래로 향하게 해, 잡은 손으로 천천히 누른다. 최대한 내려 10초간 유지한 뒤 반대쪽도 한다.
*통증이 느껴질 수 있으므로 천천히 조심스럽게 누른다.

step ③ 운동
팔 밖으로 돌리기

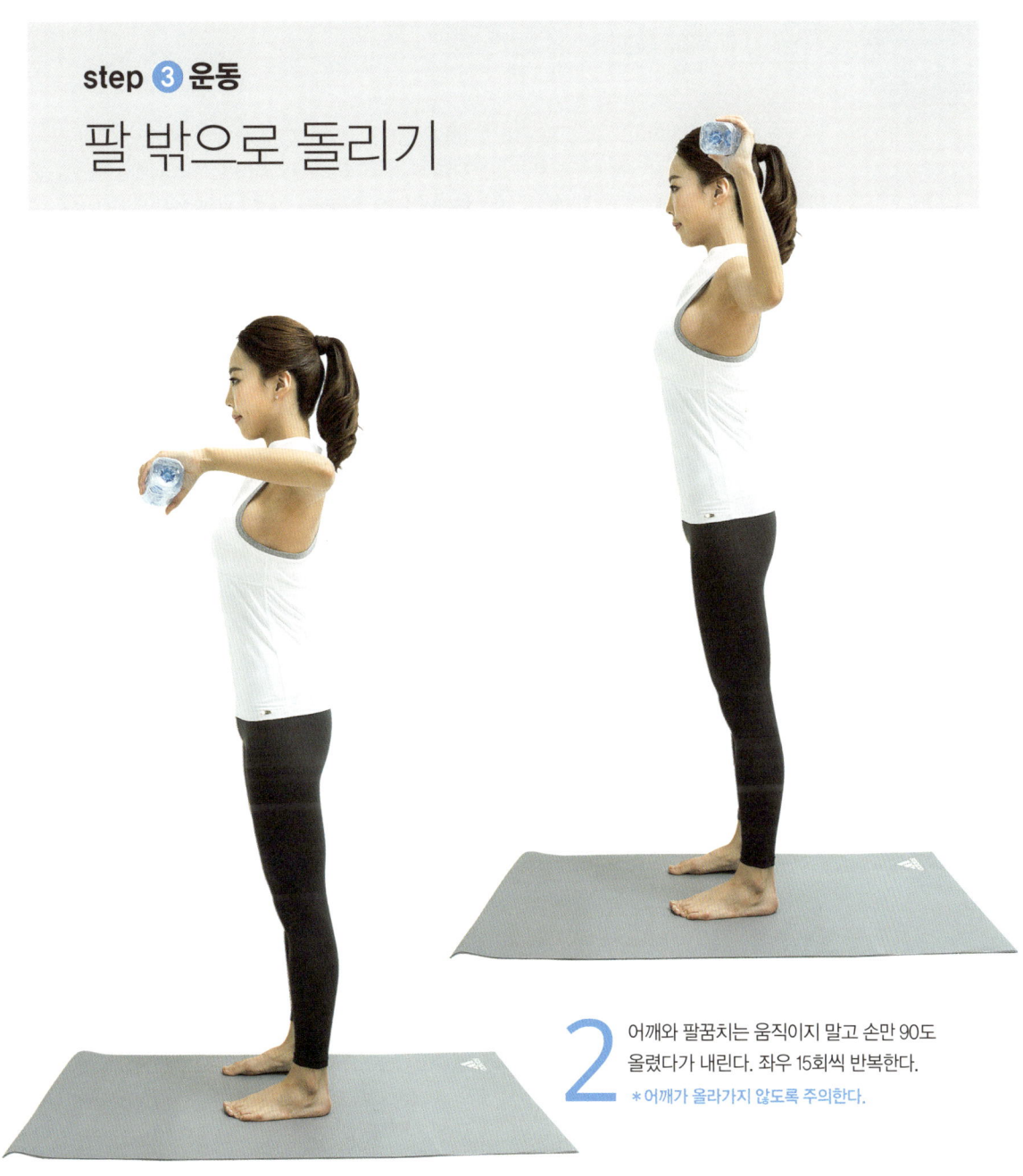

1 서서 한 손에 페트병을 잡고 팔을 직각으로 굽혀 옆으로 수평이 되게 든다.

2 어깨와 팔꿈치는 움직이지 말고 손만 90도 올렸다가 내린다. 좌우 15회씩 반복한다.
  * 어깨가 올라가지 않도록 주의한다.

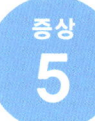

증상 5 팔이 안 올라가요

팔이 올라가지 않으면 어깨의 문제라고 생각하기 쉽지만, 전거근이 약해졌기 때문인 경우가 많다. 전거근은 견갑골과 갈비뼈에 부채처럼 펼쳐져있는 근육으로, 견갑골을 안정적으로 움직이는 데 보조 역할을 한다. 팔이 부드럽게 올라가려면 팔과 견갑골이 동시에 자연스럽게 움직여야 하는데, 전거근에 이상이 있으면 팔은 움직이지만 견갑골이 잘 움직이지 않아 팔을 올리는 게 불편하다. 전거근을 강화하면 훨씬 잘 올라간다. 민감한 부분이므로 마사지는 하지 않는 것이 좋다.

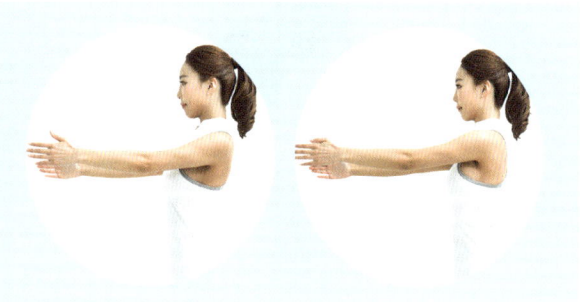

☑ **진단하기**
1 양발을 어깨너비로 벌리고 서서 양팔을 앞으로 뻗는다.
2 양팔을 뽑는다는 생각으로 앞으로 더 뻗는다. 팔이 잘 뻗어지지 않으면 전거근에 이상이 있는 것이다.

통증 완화 운동

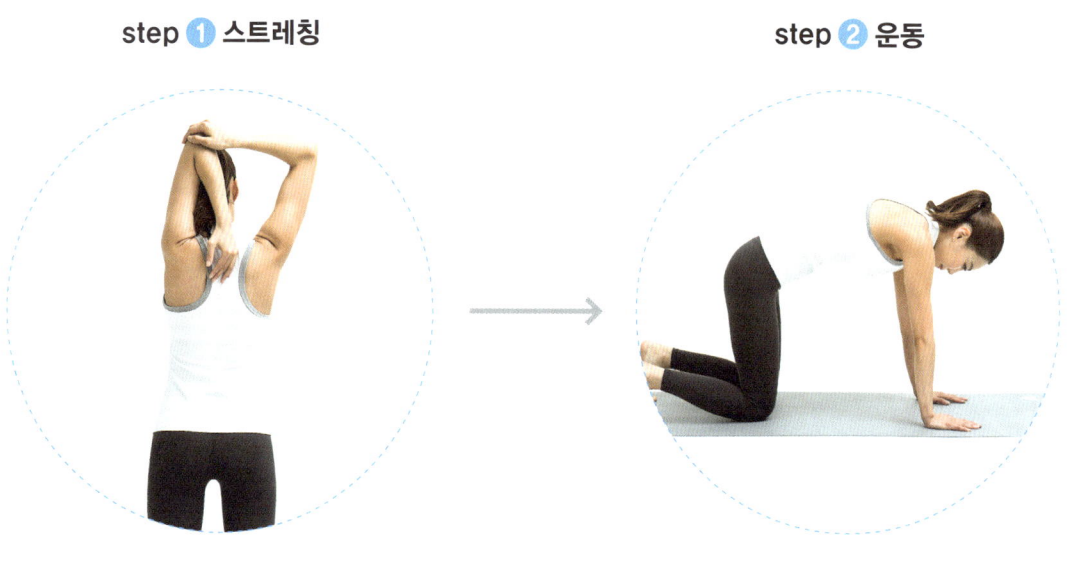

step ① 스트레칭 — 팔꿈치 당기기

step ② 운동 — 무릎 꿇고 엎드려 몸통 들기

step ❶ 스트레칭
팔꿈치 당기기

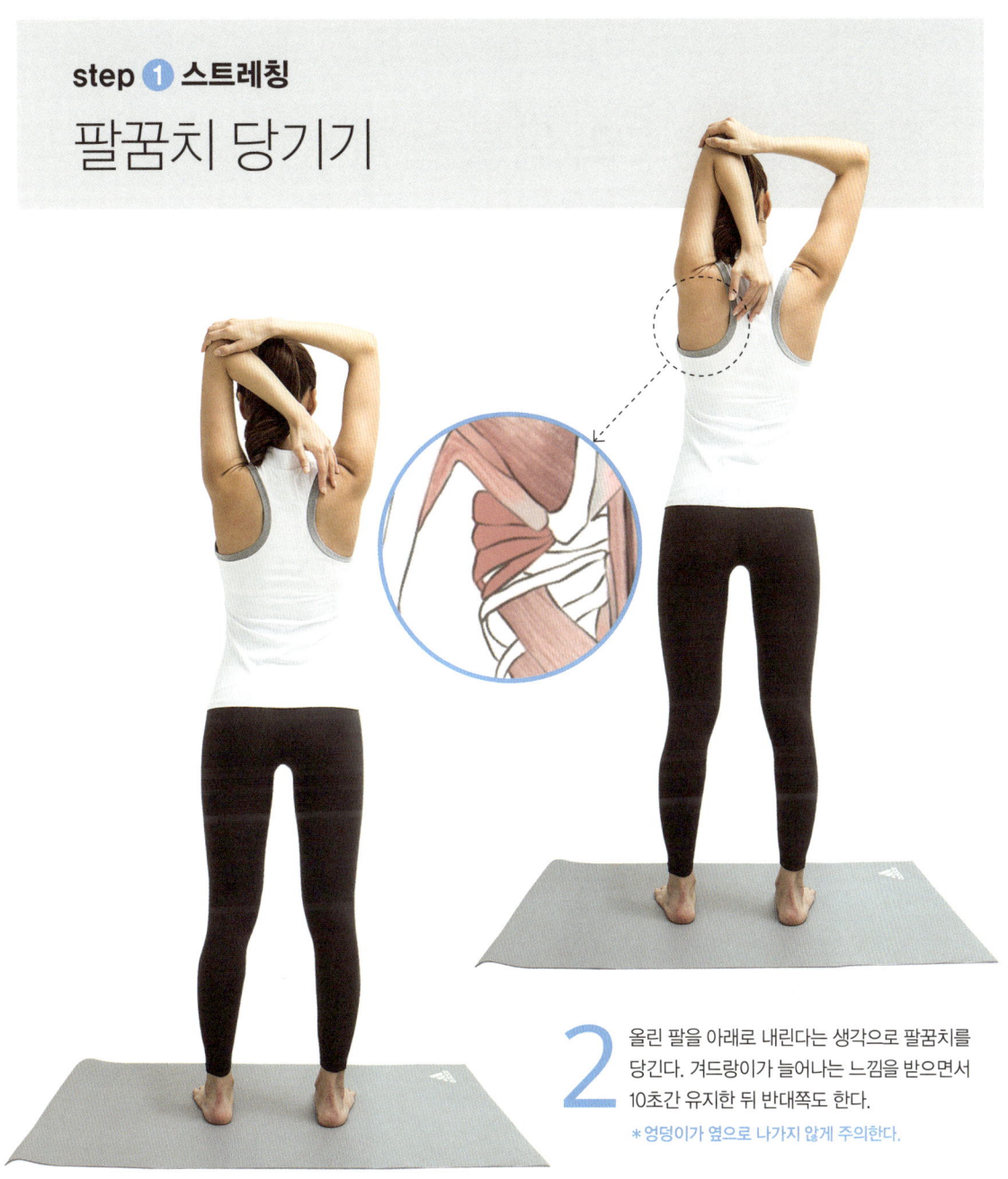

1 양발을 어깨너비로 벌리고 서서, 한쪽 팔을 굽혀 위로 올리고 반대쪽 손으로 팔꿈치를 잡는다.

2 올린 팔을 아래로 내린다는 생각으로 팔꿈치를 당긴다. 겨드랑이가 늘어나는 느낌을 받으면서 10초간 유지한 뒤 반대쪽도 한다.
*엉덩이가 옆으로 나가지 않게 주의한다.

step ❷ 운동
무릎 꿇고 엎드려 몸통 들기

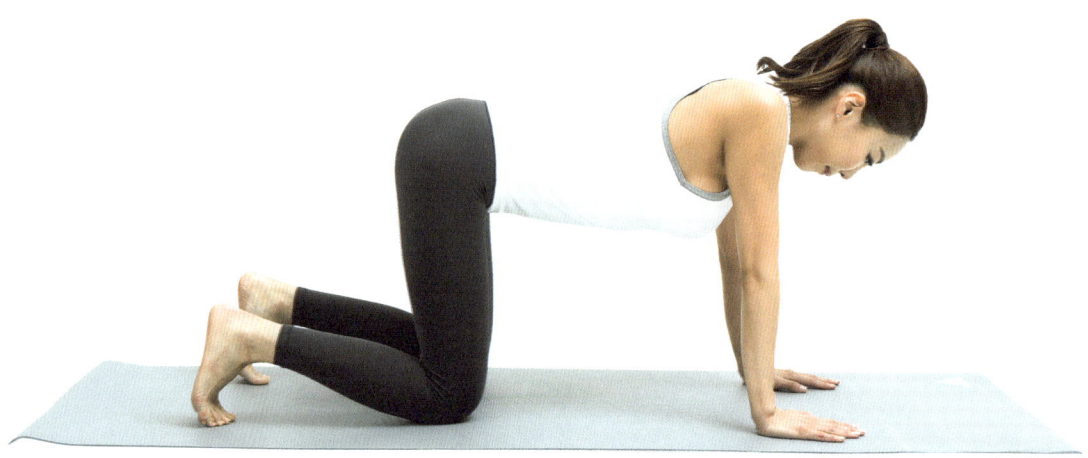

1 양손과 무릎으로 바닥을 짚고 엎드려 등과 허리를 아래로 내린다.

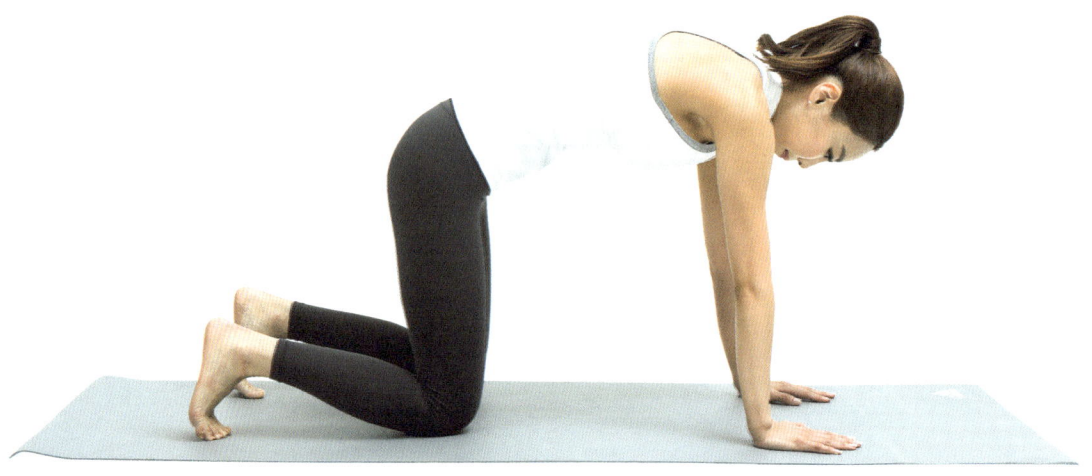

2 등을 최대한 위로 올렸다가 내린다. 10~15회 반복한다.
* 팔꿈치가 굽혀지지 않도록 주의한다.

PLUS ✚ 이 운동도 하면 좋아요

팔 밖으로 돌리기

극하근은 팔을 올리는 동작에 직접 사용되진 않지만, 극하근이 약하면 주변 어깨 근육에 무리가 가 팔의 움직임이 불편해진다. 극하근은 쉽게 약해지기 때문에 평소 운동해 강화하면 좋다. 팔을 올리는 동작뿐 아니라 팔의 모든 움직임에 효과가 있다.

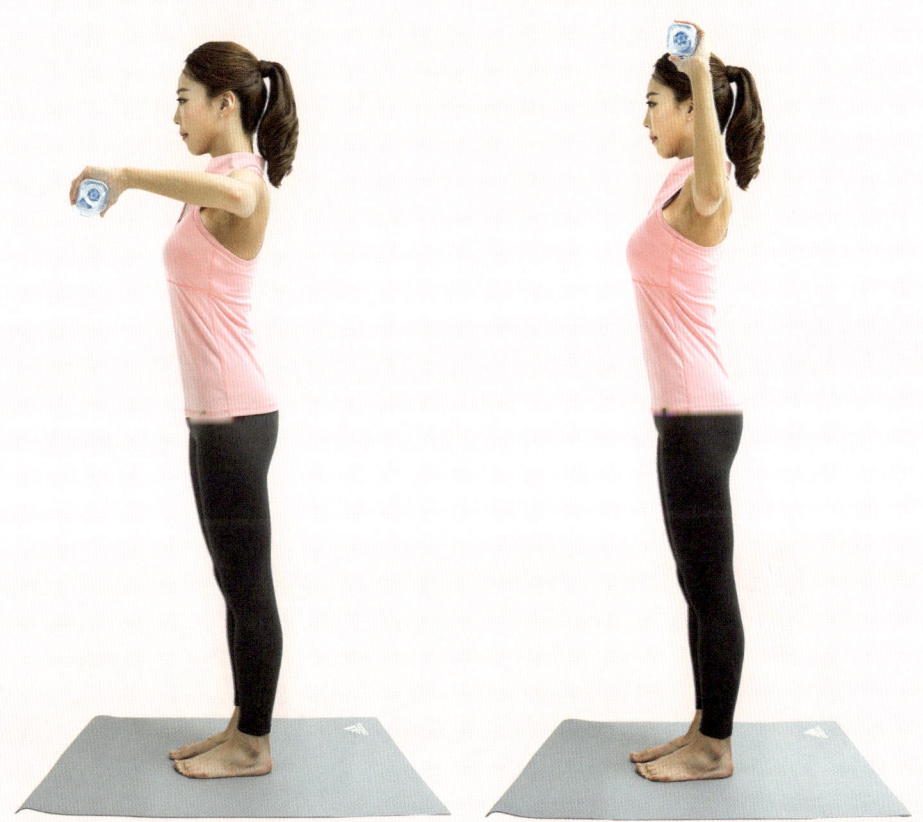

1 서서 한 손에 페트병을 잡고 팔을 직각으로 굽혀 옆으로 수평이 되게 든다.

2 어깨와 팔꿈치는 움직이지 말고 손만 90도 올렸다가 내린다. 좌우 15회씩 반복한다.
*어깨가 올라가지 않도록 주의한다.

손과 팔이 저리고 시려요

증상 6

손과 팔이 저리거나 붓는 것은 정맥이나 신경에 이상이 있을 때 나타나는 대표 증상이다. 이는 소흉근이 원인일 수 있다. 소흉근 밑에는 팔 전체를 지나는 신경과 혈관이 있는데, 소흉근에 이상이 생기면 이 신경과 혈관을 압박해 저리거나 붓게 된다. 장시간 앉아있거나 가방을 한쪽으로만 메도 소흉근이 짧아진다. 평소 마사지와 스크레칭으로 근육을 늘인다. 운동은 하지 않는 것이 좋다. 소흉근은 줄어드는 경향이 있어 운동을 하면 뭉친 근육이 더 뭉칠 수 있다.

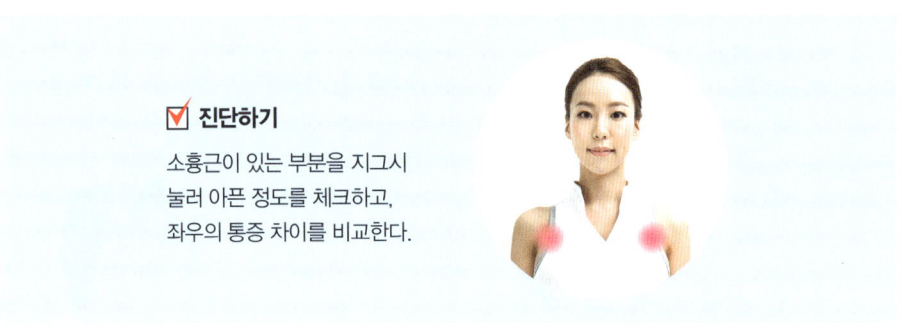

☑ **진단하기**
소흉근이 있는 부분을 지그시 눌러 아픈 정도를 체크하고, 좌우의 통증 차이를 비교한다.

통증 완화 운동

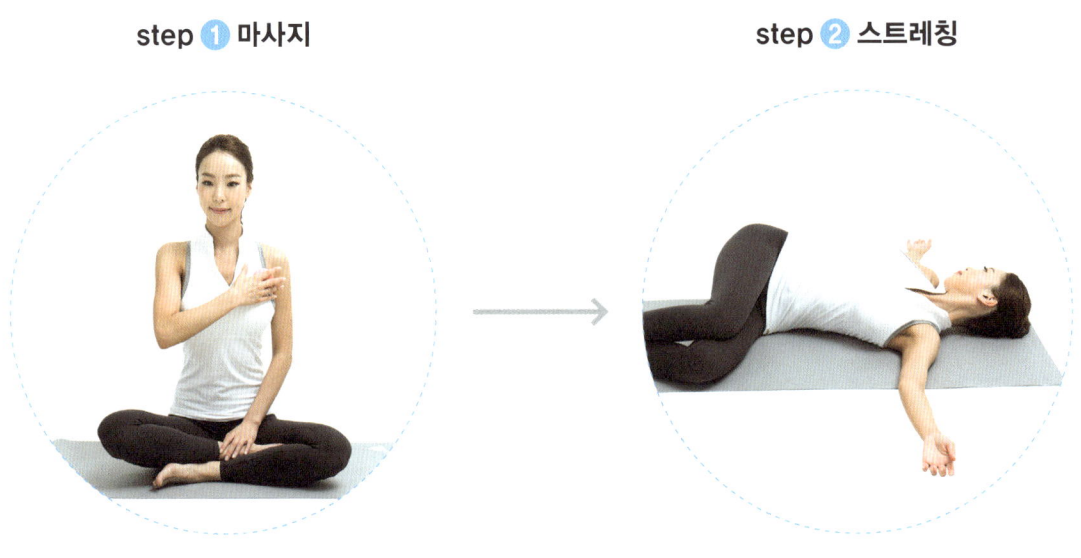

step 1 마사지 — 소흉근 마사지하기

step 2 스트레칭 — 옆으로 누워 팔 뒤로 넘기기

step ❶ 마사지
소흉근 마사지하기

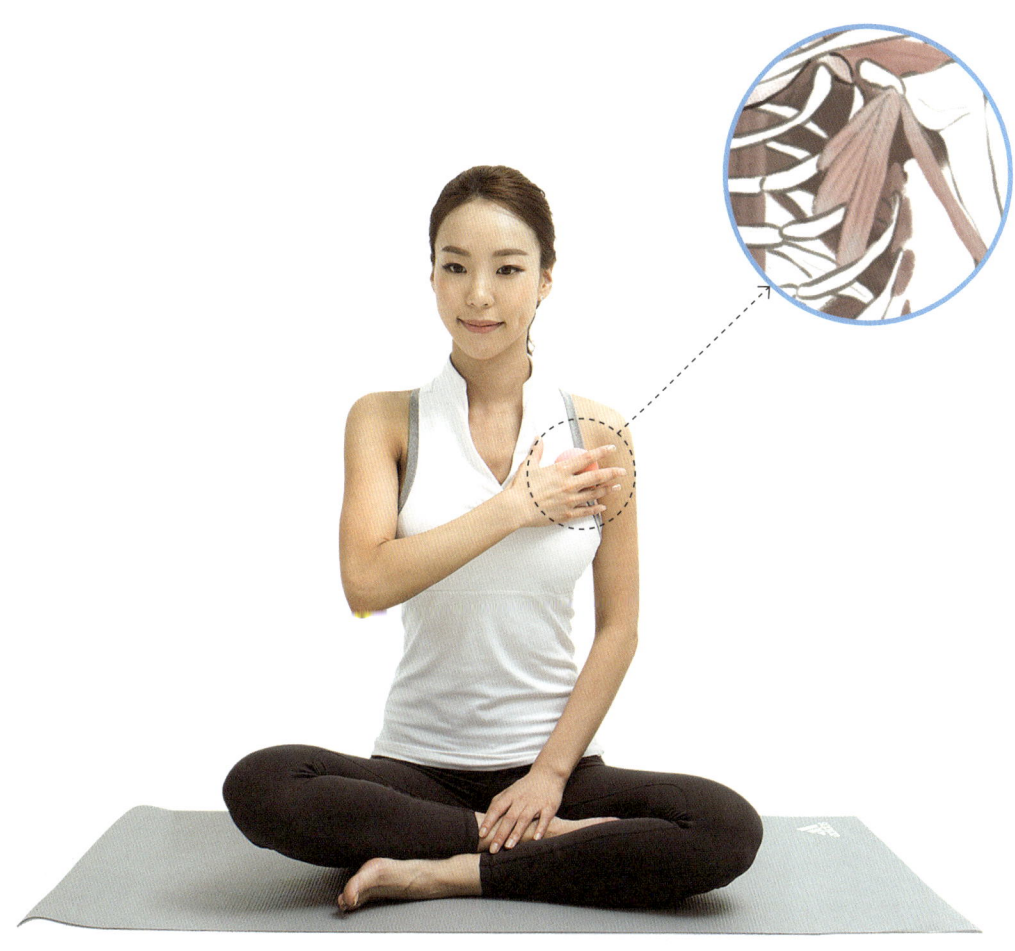

1 바닥에 앉아 소흉근이 있는 부분에 마사지볼을 대고 가볍게 누르면서 원을 그리며 굴린다. 좌우 10초씩 한다.
*너무 세게 누르면 저릴 수 있으니 주의한다.

step ❷ 스트레칭
옆으로 누워 팔 뒤로 넘기기

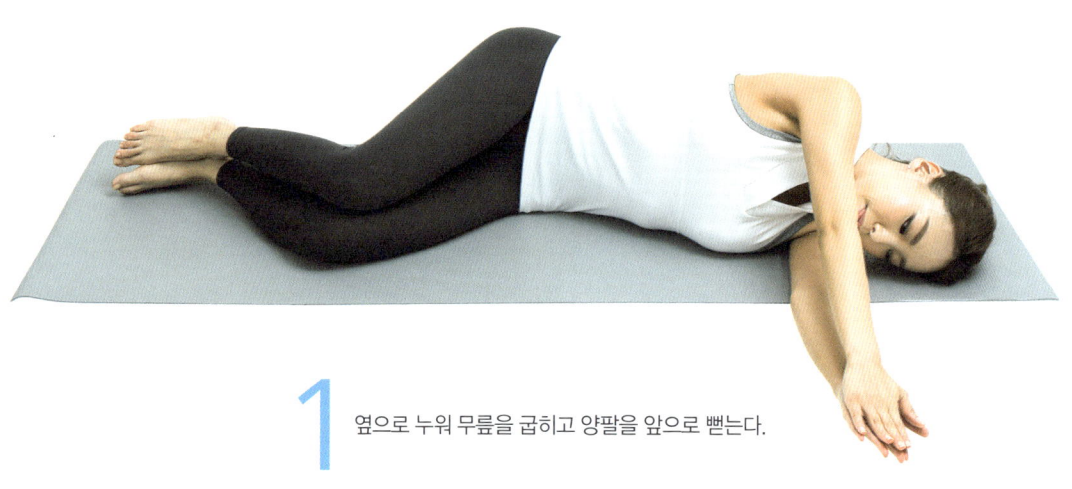

1 옆으로 누워 무릎을 굽히고 양팔을 앞으로 뻗는다.

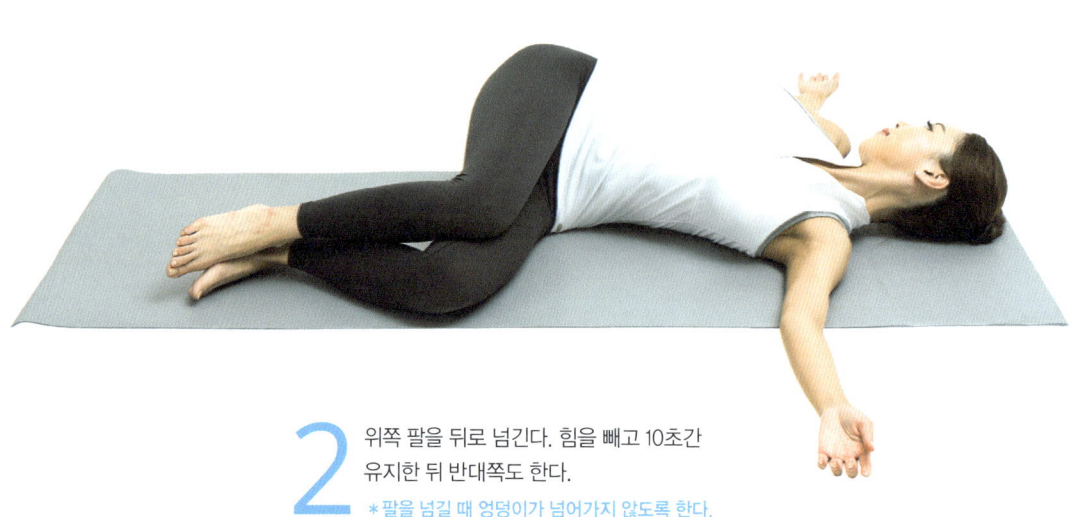

2 위쪽 팔을 뒤로 넘긴다. 힘을 빼고 10초간 유지한 뒤 반대쪽도 한다.
*팔을 넘길 때 엉덩이가 넘어가지 않도록 한다.

PLUS ➕ 이 운동도 하면 좋아요

엎드려서 상체 들기

어깨 뒤쪽의 능형근이 늘어나면 자연스럽게 앞쪽의 소흉근이 짧아진다. 소흉근을 늘이면서 능형근을 함께 운동하면 더 효과적이다. 엎드려서 상체 들기는 능형근뿐 아니라 등 근육을 모두 강화해 소흉근이 짧아지는 것을 막는다.

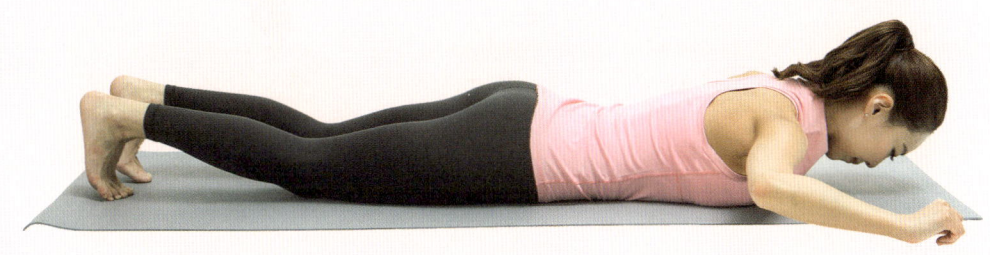

1 엎드려서 양팔을 굽혀 옆으로 벌린다.

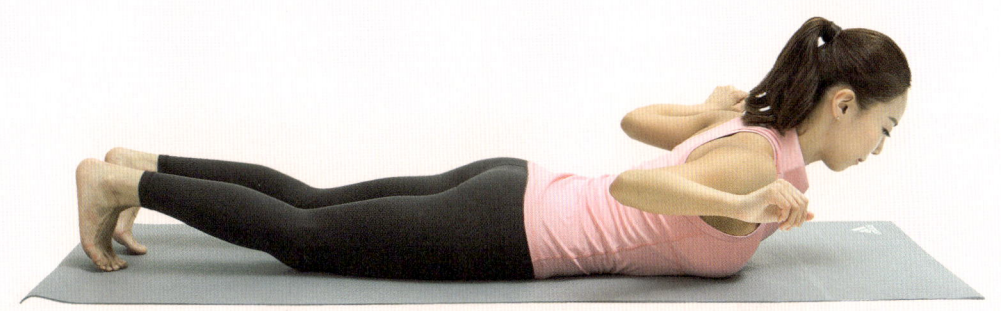

2 상체를 들면서 양팔을 들어 팔꿈치를 맞댄다는 생각으로 뒤로 모은다. 10~15회 반복한다.
*견갑골이 접히는 느낌이 들도록 팔을 최대한 뒤로 젖힌다.

증상 7. 등이 결려요

등 결림은 장시간 앉아있는 현대인에게 자주 나타나는 증상이다. 능형근에 문제가 있으면 이런 증상이 온다. 능형근은 견갑골과 척추에 연결되어 견갑골이 안정적으로 움직이도록 돕는데, 오랫동안 앉아있으면 등이 굽어 능형근이 늘어난 상태로 굳게 된다. 허리를 곧게 펴고 앉으면 척추가 바로 서고 굽은 어깨도 펴진다. 이때 어깨를 펴는 근육이 능형근이다. 능형근을 운동하면 등의 통증을 줄일 뿐 아니라 체형도 교정된다.

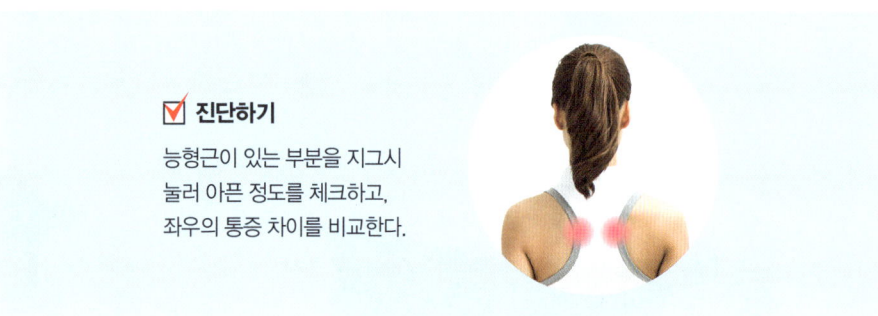

진단하기
능형근이 있는 부분을 지그시 눌러 아픈 정도를 체크하고, 좌우의 통증 차이를 비교한다.

통증 완화 운동

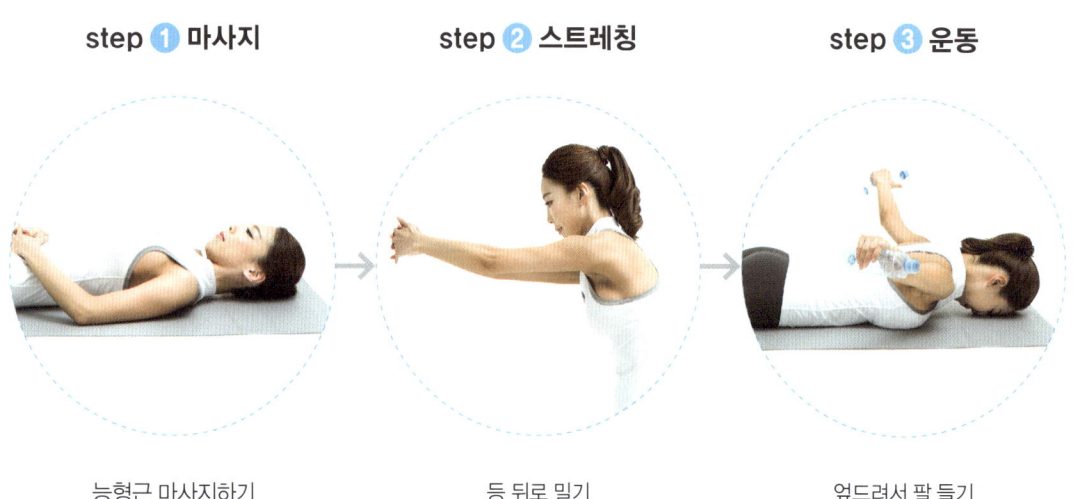

step ① 마사지	step ② 스트레칭	step ③ 운동
능형근 마사지하기	등 뒤로 밀기	엎드려서 팔 들기

step 1 마사지
능형근 마사지하기

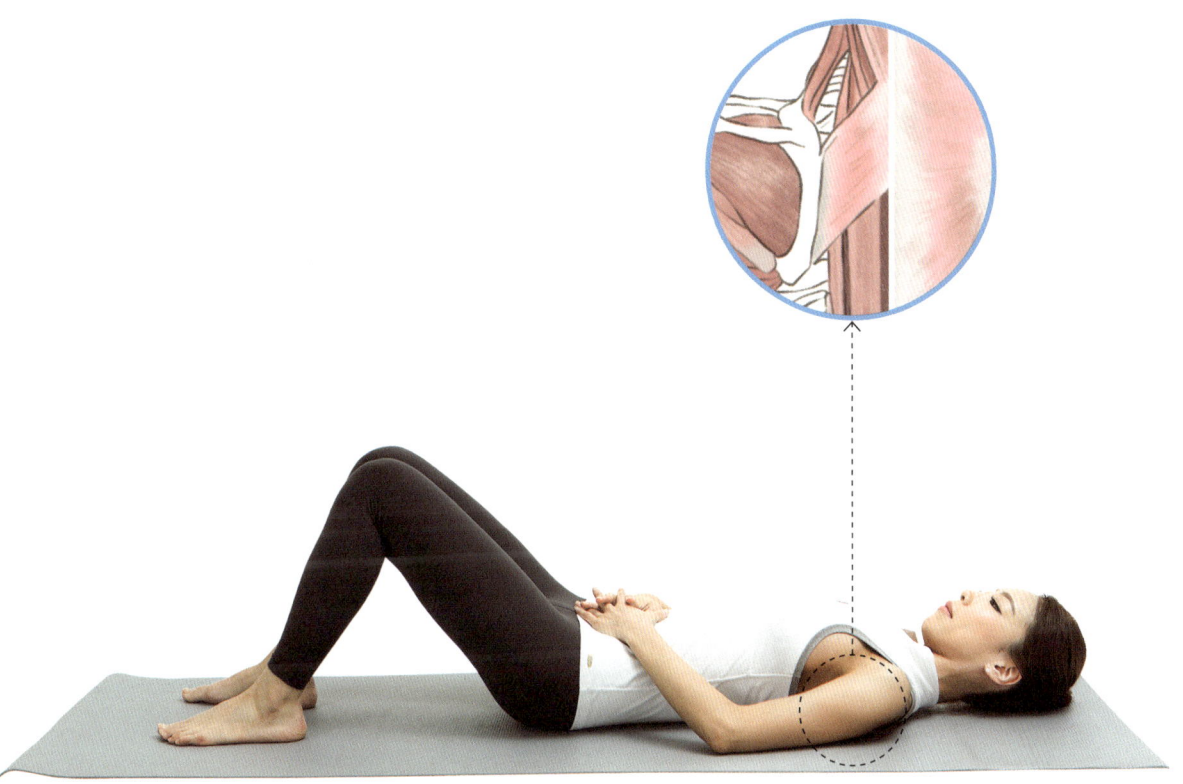

1 마사지볼을 바닥에 놓고 능형근이 있는 부분을 볼에 맞춰 눕는다. 힘을 빼고 지그시 눌러 10초간 유지한 뒤 반대쪽도 한다.
＊뼈가 눌리지 않도록 주의한다.

step ❷ 스트레칭
등 뒤로 밀기

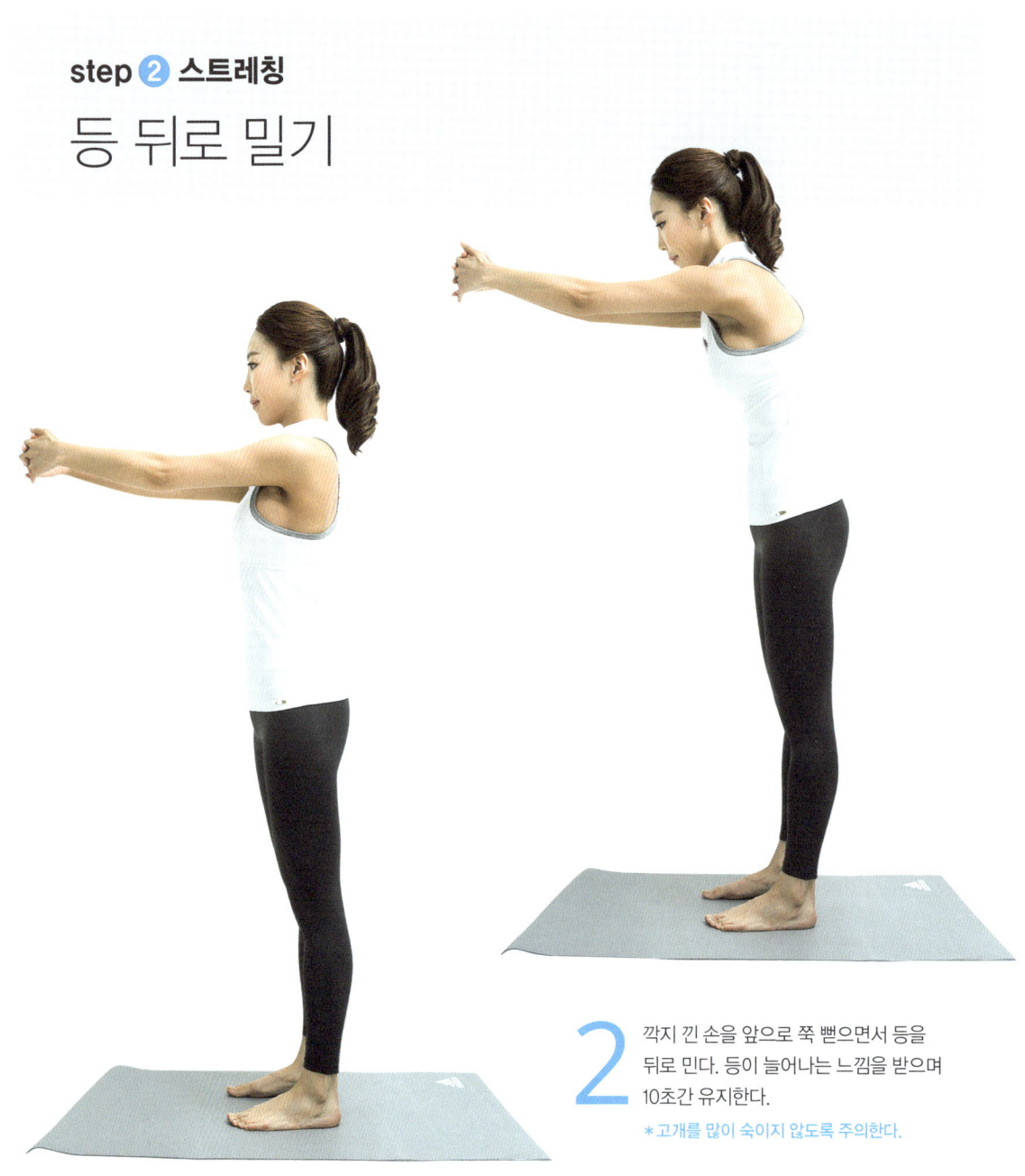

1 양발을 어깨너비로 벌리고 서서 양손을 깍지 껴 앞으로 뻗는다.

2 깍지 낀 손을 앞으로 쭉 뻗으면서 등을 뒤로 민다. 등이 늘어나는 느낌을 받으며 10초간 유지한다.
*고개를 많이 숙이지 않도록 주의한다.

step ❸ 운동
엎드려서 팔 들기

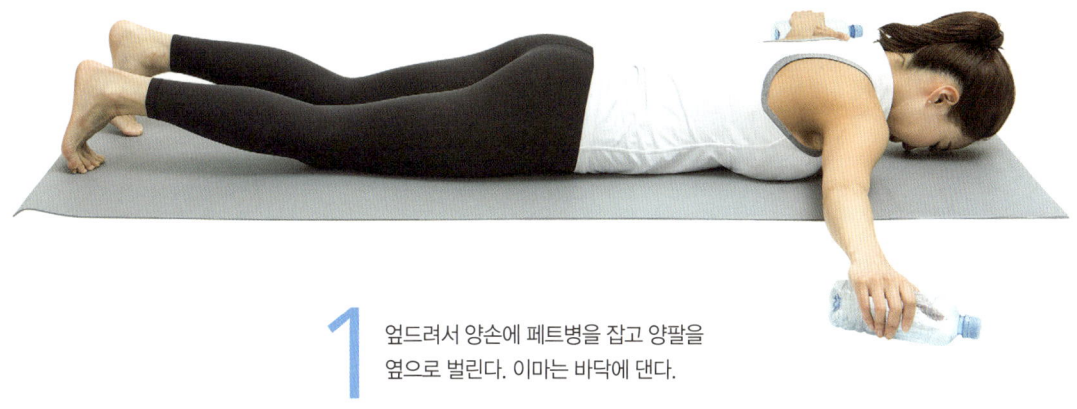

1 엎드려서 양손에 페트병을 잡고 양팔을 옆으로 벌린다. 이마는 바닥에 댄다.

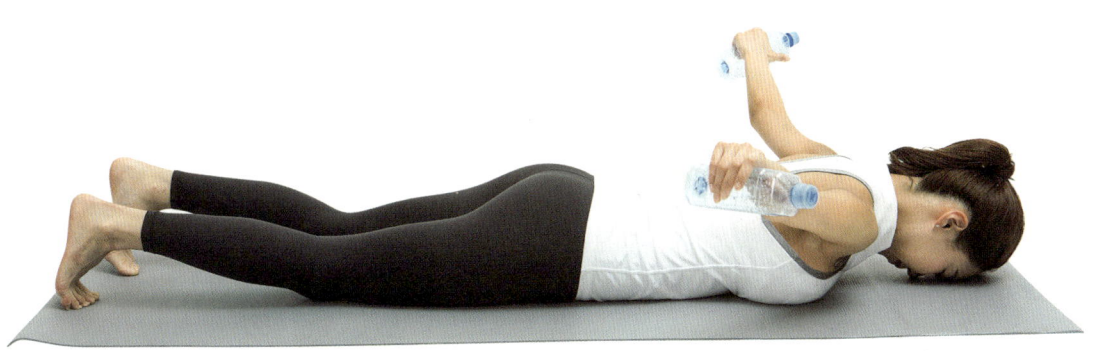

2 양팔을 뒤로 모은다는 생각으로 들어 올린다.
10~15회 반복한다.
＊견갑골이 접히는 느낌이 들도록 팔을 최대한 올린다.

증상 8 옆구리가 결려요

옆구리가 결리고 뜨끔거리는 증상. 특히 달리기를 한 뒤에 오는 옆구리 통증은 전거근의 과부하로 생기는 증상이다. 팔을 많이 쓰면 전거근에 무리가 가는데, 이때 전거근이 붙어있는 옆구리 위쪽에 통증이 생긴다. 전거근은 갈비뼈에 붙어있어 호흡할 때 갈비뼈를 잘 움직이게 하는 역할도 한다. 그렇기 때문에 전거근이 경직되면 항상 옆구리가 결린다. 전거근은 민감한 부분이어서 마사지는 하지 않는다.

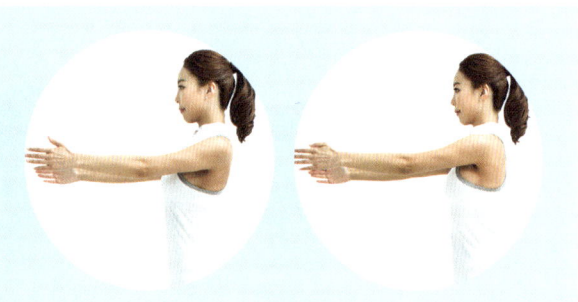

☑ 진단하기
1. 양발을 어깨너비로 벌리고 서서 양팔을 앞으로 뻗는다.
2. 양팔을 뽑는다는 생각으로 앞으로 더 뻗는다. 팔이 잘 뻗어지지 않으면 전거근에 이상이 있는 것이다.

통증 완화 운동

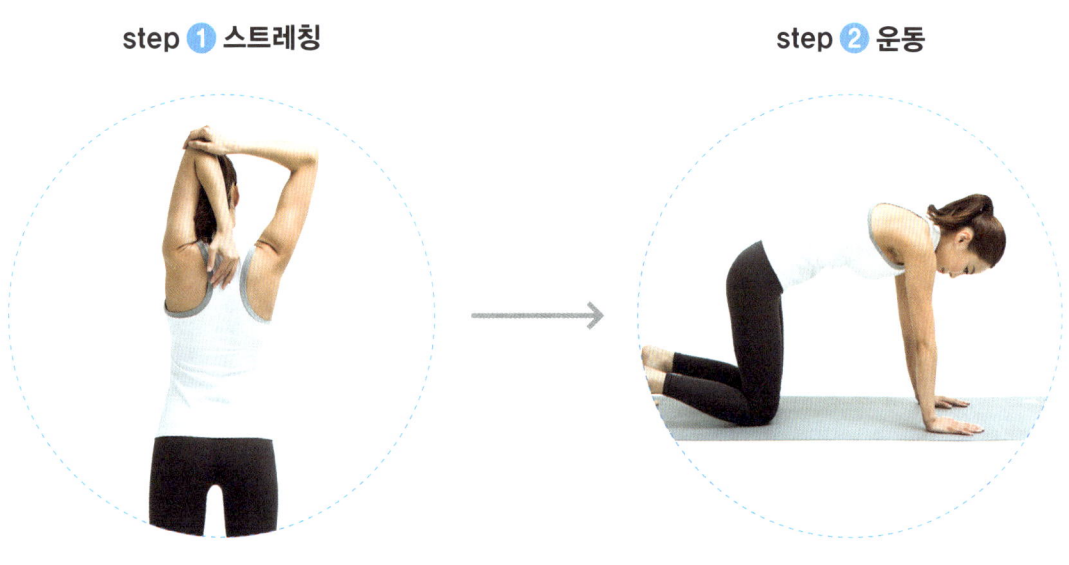

step ① 스트레칭 — 팔꿈치 당기기

step ② 운동 — 무릎 꿇고 엎드려 몸통 들기

step ❶ 스트레칭
팔꿈치 당기기

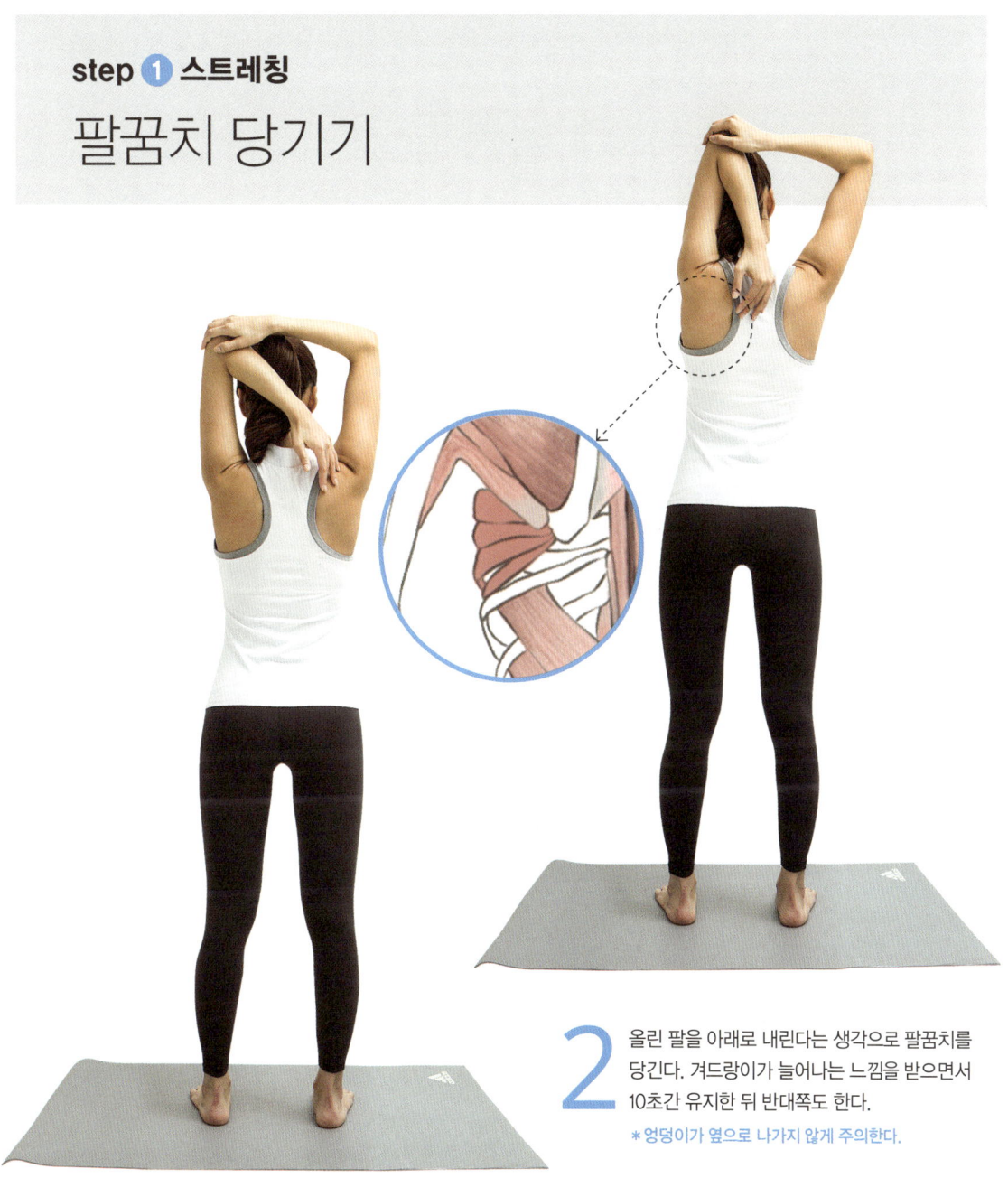

2 올린 팔을 아래로 내린다는 생각으로 팔꿈치를 당긴다. 겨드랑이가 늘어나는 느낌을 받으면서 10초간 유지한 뒤 반대쪽도 한다.

＊엉덩이가 옆으로 나가지 않게 주의한다.

1 양발을 어깨너비로 벌리고 서서, 한쪽 팔을 굽혀 위로 올리고 반대쪽 손으로 팔꿈치를 잡는다.

step ❷ 운동
무릎 꿇고 엎드려 몸통 들기

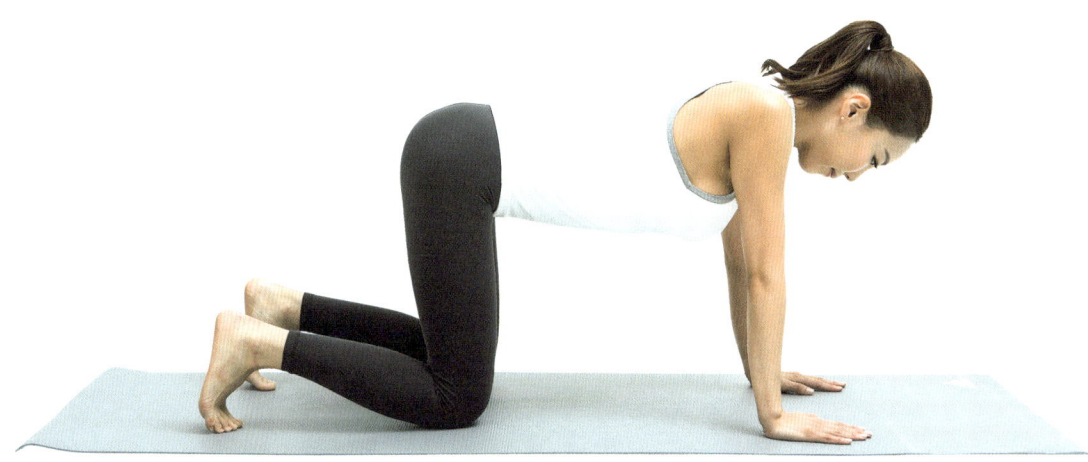

1 양손과 무릎으로 바닥을 짚고 엎드려 등과 허리를 아래로 내린다.

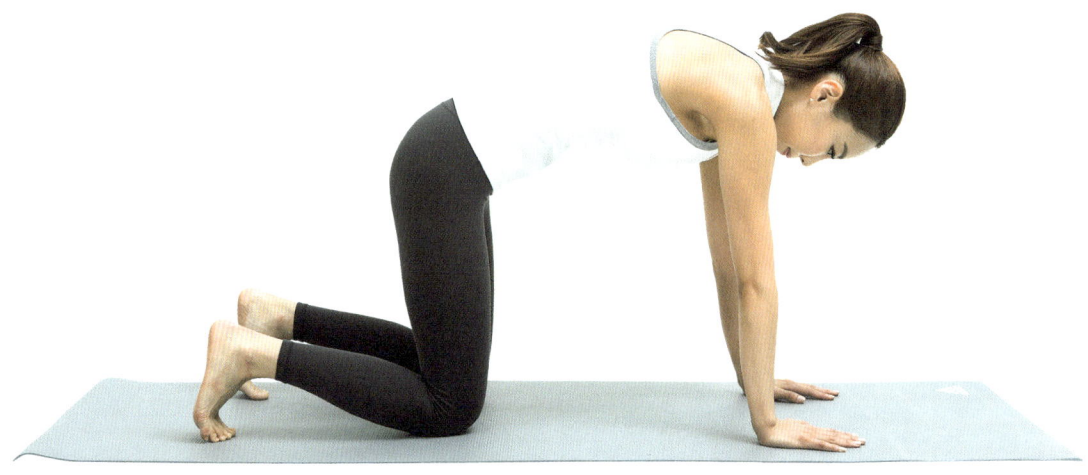

2 등을 최대한 위로 올렸다가 내린다. 10~15회 반복한다.
* 팔꿈치가 굽혀지지 않도록 주의한다.

PLUS ✚ 이 운동도 하면 좋아요

네 발로 기기

네 발로 기기는 전거근을 고정해놓고 운동하는 방법으로 근육의 안정화 기능을 높인다. 전거근뿐 아니라 허리의 기능까지 강화하는 운동이다.

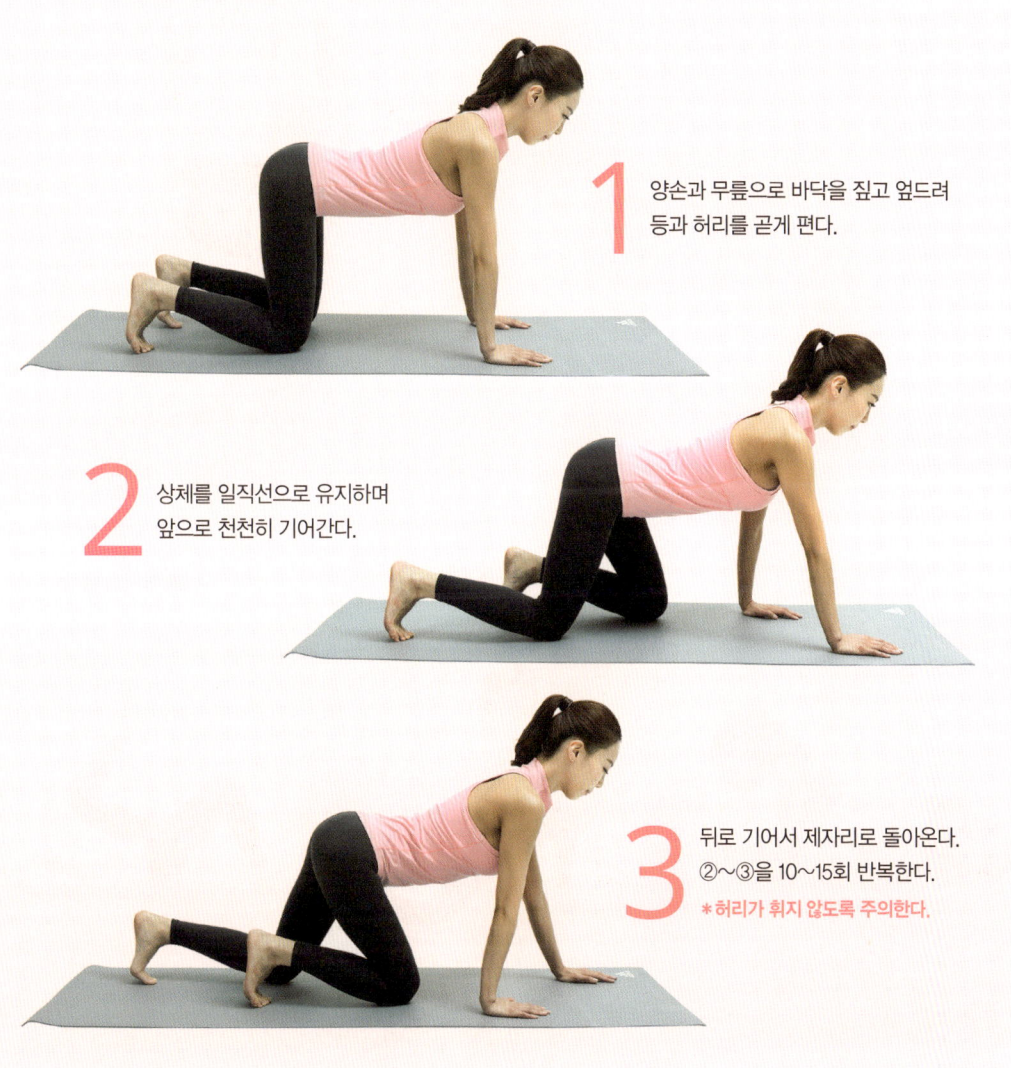

1 양손과 무릎으로 바닥을 짚고 엎드려 등과 허리를 곧게 편다.

2 상체를 일직선으로 유지하며 앞으로 천천히 기어간다.

3 뒤로 기어서 제자리로 돌아온다.
②~③을 10~15회 반복한다.
*허리가 휘지 않도록 주의한다.

일어설 때 허리가 아파요

오래 앉아 있다가 일어날 때 허리가 아픈 것은 장요근이 원인이다. 장요근은 허리에서 고관절로 연결된 근육으로 허리와 고관절 기능에 아주 중요한 역할을 한다. 앉으면 길이가 짧아지기 때문에, 장시간 앉아있는 사람은 장요근이 짧아진 경우가 많다. 장요근이 짧아지면 앉아 있다가 일어날 때 원래대로 늘어나지 못하고 허리를 당겨 허리에 통증이 오며, 서 있는 동안에도 허리가 계속 당겨져 뻐근하고 아프다. 장시간 앉아있을 때는 중간 중간 일어나는 것이 좋다.

☑ 진단하기

장요근이 있는 부분을 지그시 눌러 아픈 정도를 체크하고, 좌우의 통증 차이를 비교한다.

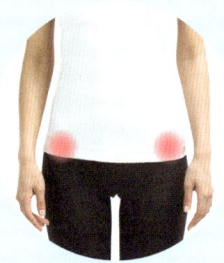

통증 완화 운동

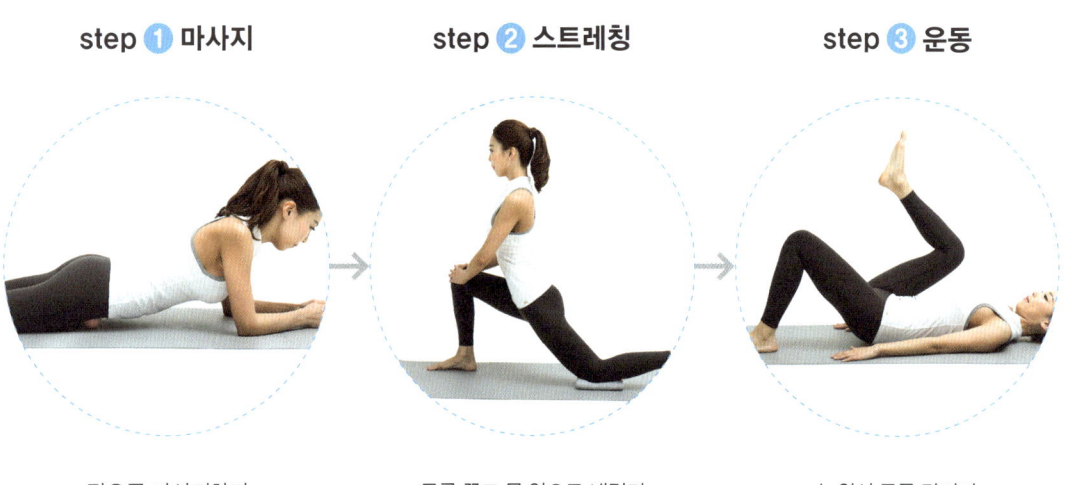

step ① 마사지 — 장요근 마사지하기

step ② 스트레칭 — 무릎 꿇고 몸 앞으로 내밀기

step ③ 운동 — 누워서 무릎 당기기

step 1 마사지
장요근 마사지하기

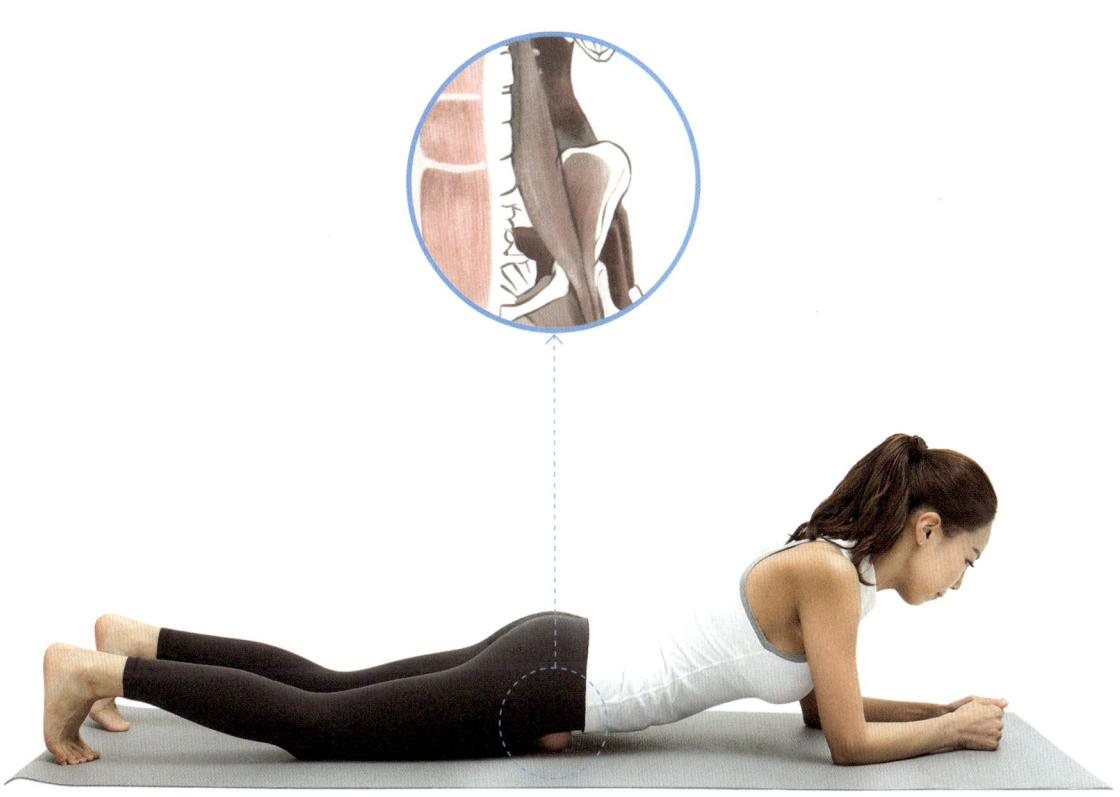

1 마사지볼을 바닥에 놓고 장요근이 있는 부분을 볼에 맞춰 엎드린다. 힘을 빼고 지그시 눌러 10초간 유지한 뒤 반대쪽도 한다.

*민감한 곳이므로 서서히 누른다.

step ❷ 스트레칭
무릎 꿇고 몸 앞으로 내밀기

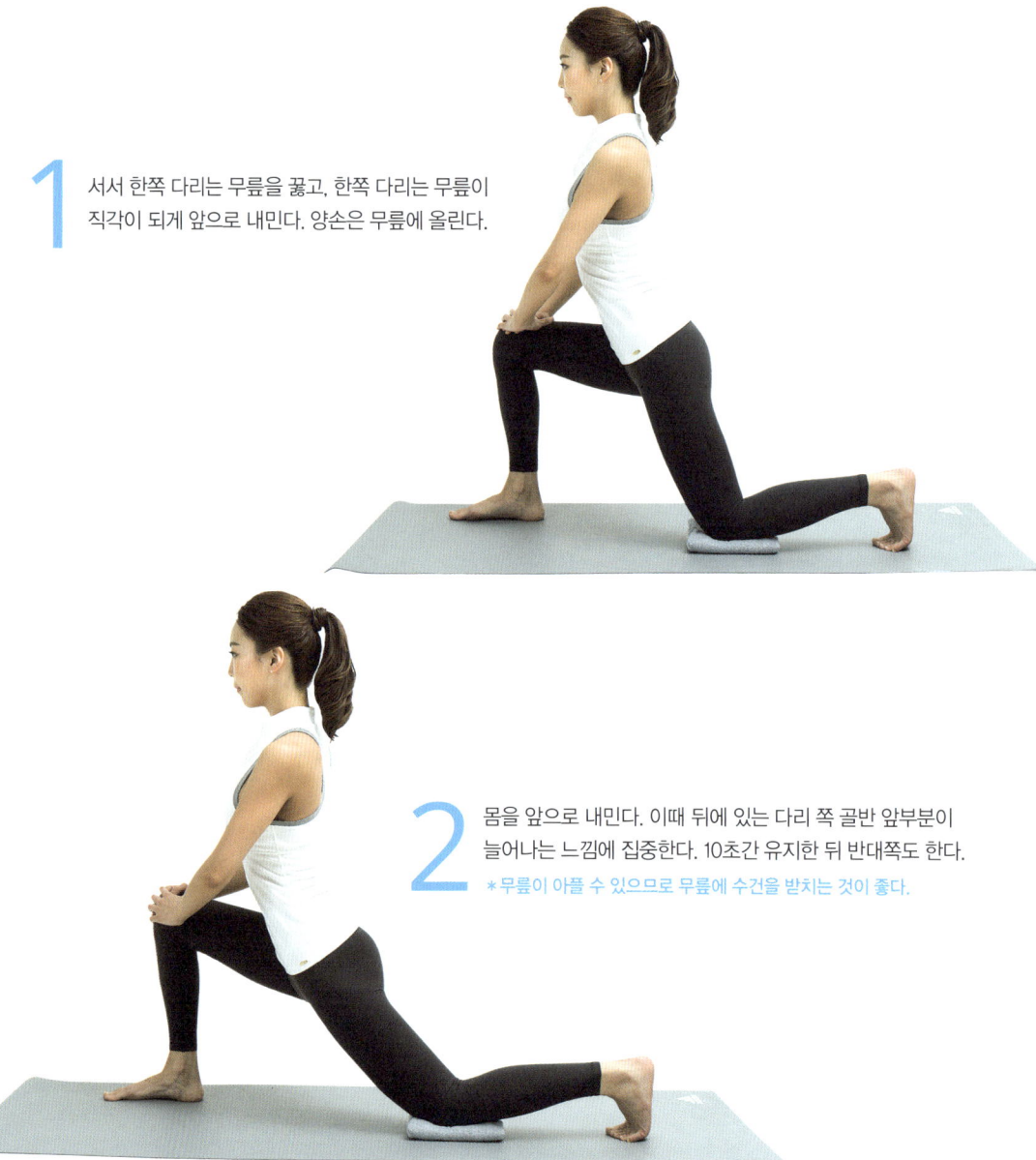

1 서서 한쪽 다리는 무릎을 꿇고, 한쪽 다리는 무릎이 직각이 되게 앞으로 내민다. 양손은 무릎에 올린다.

2 몸을 앞으로 내민다. 이때 뒤에 있는 다리 쪽 골반 앞부분이 늘어나는 느낌에 집중한다. 10초간 유지한 뒤 반대쪽도 한다.
*무릎이 아플 수 있으므로 무릎에 수건을 받치는 것이 좋다.

step ❸ 운동
누워서 무릎 당기기

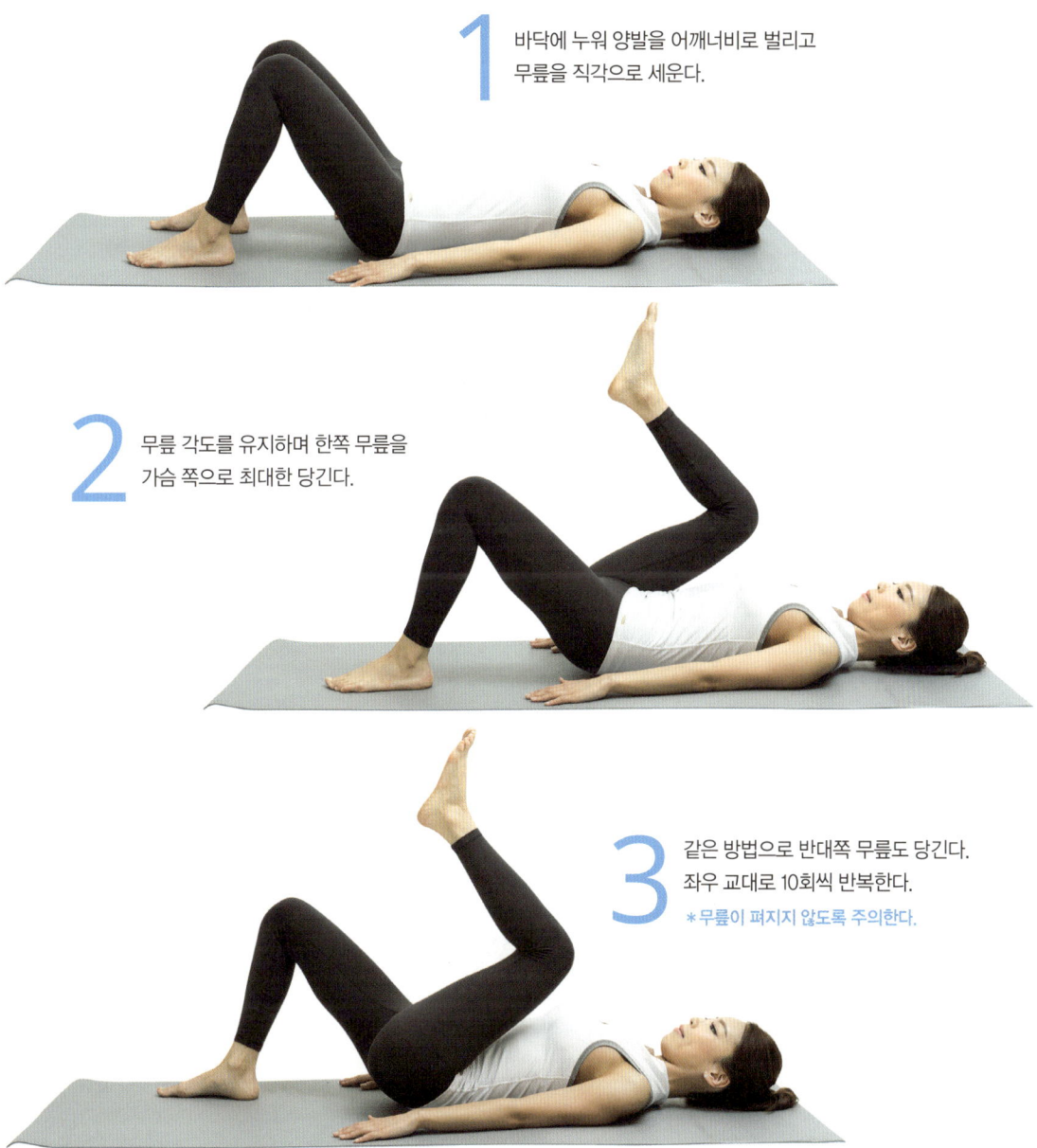

1. 바닥에 누워 양발을 어깨너비로 벌리고 무릎을 직각으로 세운다.

2. 무릎 각도를 유지하며 한쪽 무릎을 가슴 쪽으로 최대한 당긴다.

3. 같은 방법으로 반대쪽 무릎도 당긴다. 좌우 교대로 10회씩 반복한다.
   *무릎이 펴지지 않도록 주의한다.

오래 서 있으면 허리가 아파요

허리가 아파서 오래 서 있지 못한다면 요방형근이 원인일 수 있다. 요방형근은 골반, 허리, 갈비뼈에 연결되어 여러 보조 기능을 하는 근육으로, 골반의 균형과 호흡에도 관여한다. 오랫동안 서 있으면 요방형근에 무리가 가는데, 그렇게 되면 허리관절까지 약해져 결국 통증이 생긴다. 허리를 삐끗한 후 낫지 않고 계속 욱신거리는 것도 요방형근을 다쳤기 때문이다. 요방형근을 풀어주면 통증이 완화된다.

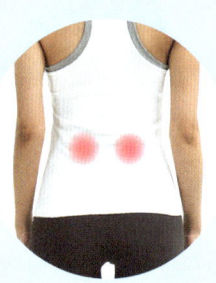

☑ 진단하기
요방형근이 있는 부분을 지그시 눌러 아픈 정도를 체크하고, 좌우의 통증 차이를 비교한다.

통증 완화 운동

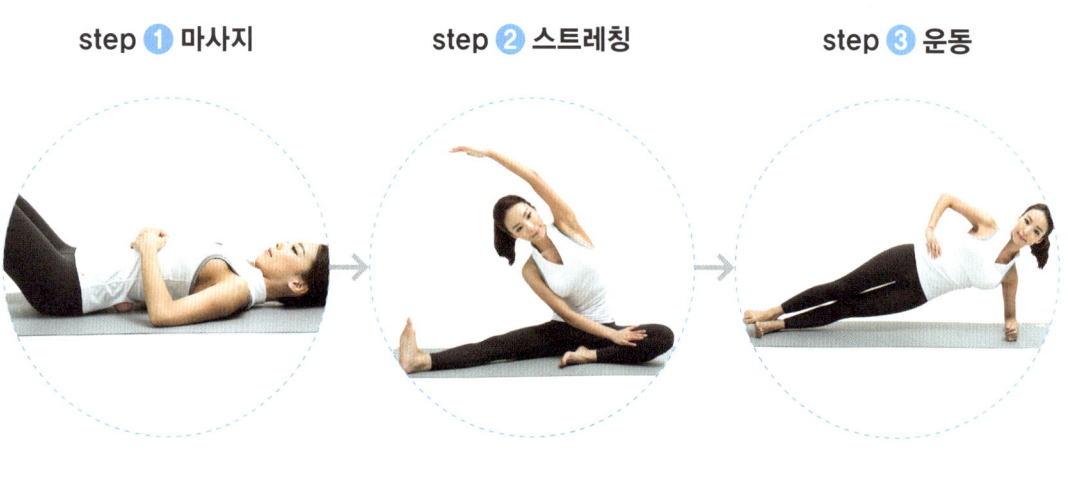

step ① 마사지 — 요방형근 마사지하기

step ② 스트레칭 — 앉아서 상체 옆으로 숙이기

step ③ 운동 — 옆으로 누워 엉덩이 들기

step ❶ 마사지
요방형근 마사지하기

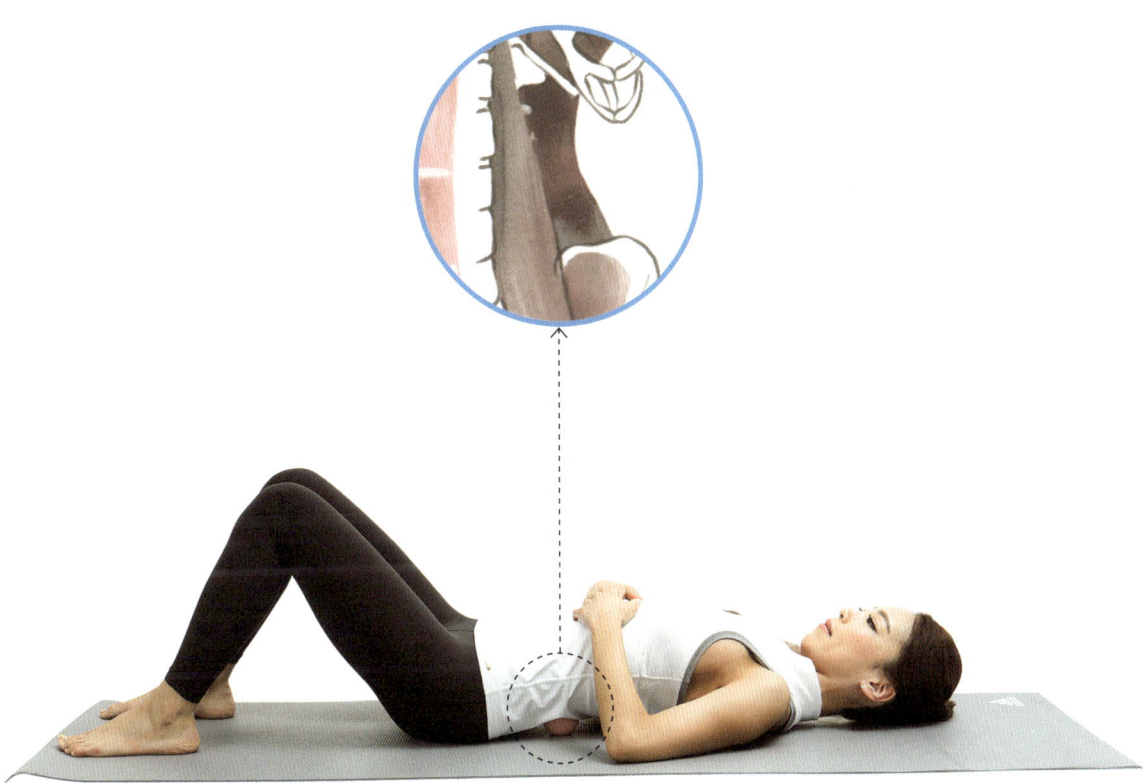

1 마사지볼을 바닥에 놓고 요방형근이 있는 부분을 볼에 맞춰 눕는다. 힘을 빼고 지그시 눌러 10초간 유지한 뒤 반대쪽도 한다.

＊민감한 곳이므로 서서히 누른다.

step ❷ 스트레칭
앉아서 상체 옆으로 숙이기

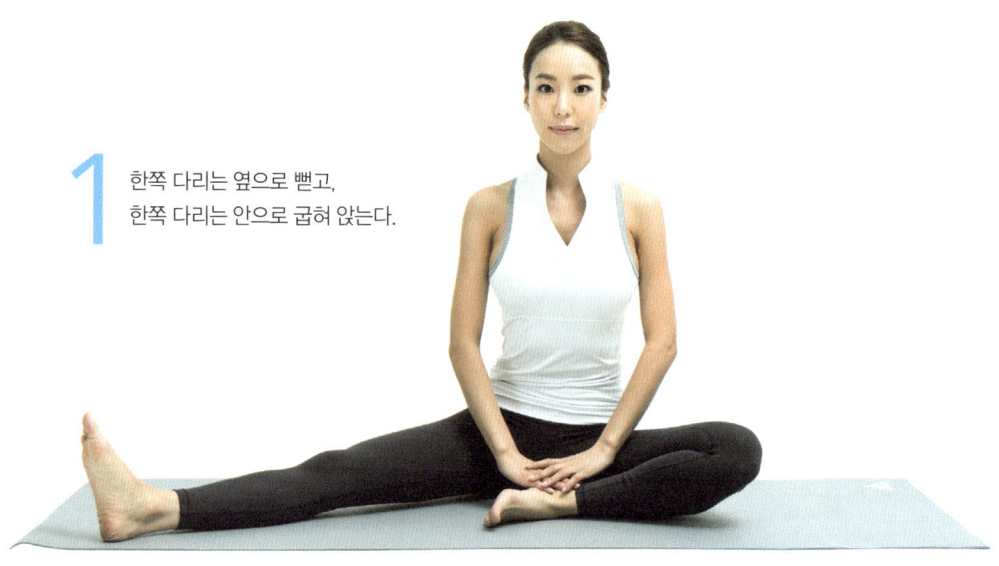

1 한쪽 다리는 옆으로 뻗고, 한쪽 다리는 안으로 굽혀 앉는다.

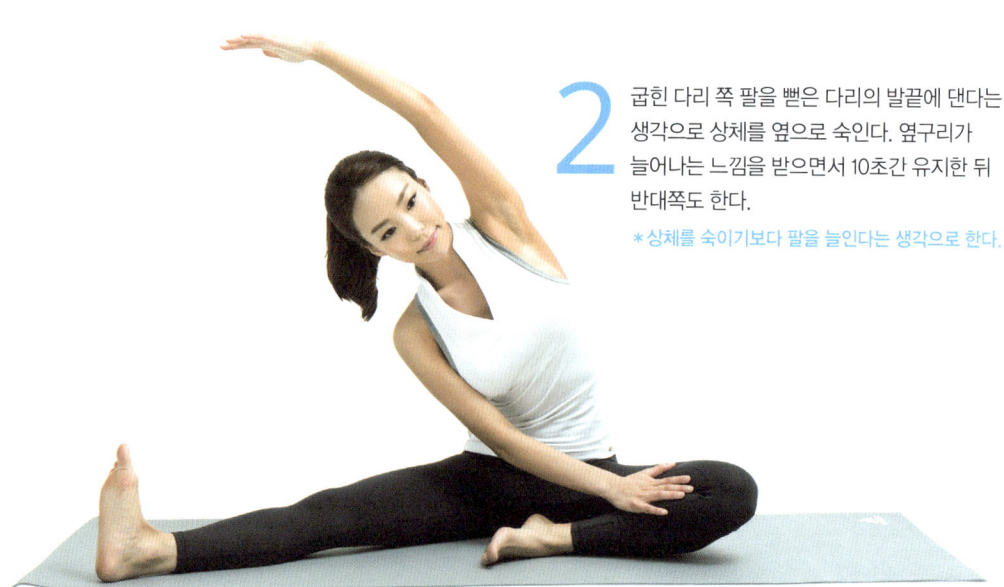

2 굽힌 다리 쪽 팔을 뻗은 다리의 발끝에 댄다는 생각으로 상체를 옆으로 숙인다. 옆구리가 늘어나는 느낌을 받으면서 10초간 유지한 뒤 반대쪽도 한다.

＊상체를 숙이기보다 팔을 늘인다는 생각으로 한다.

step ❸ 운동
옆으로 누워 엉덩이 들기

1 다리를 모으고 옆으로 누워, 한쪽 팔로 상체를 받치고 다른 쪽 손은 허리에 댄다.

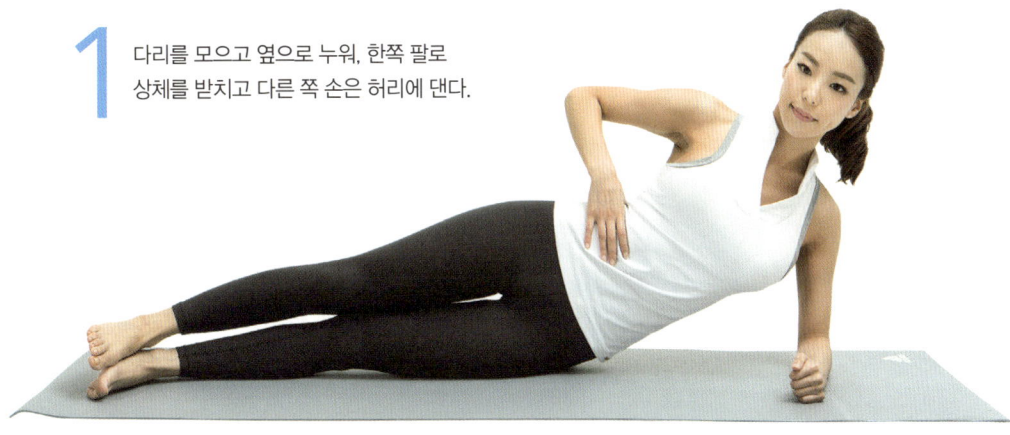

2 몸을 일직선으로 유지하면서 엉덩이를 든다. 좌우 10~15회씩 반복한다.
*균형을 잡기 힘들면 다리를 앞뒤로 벌린다.

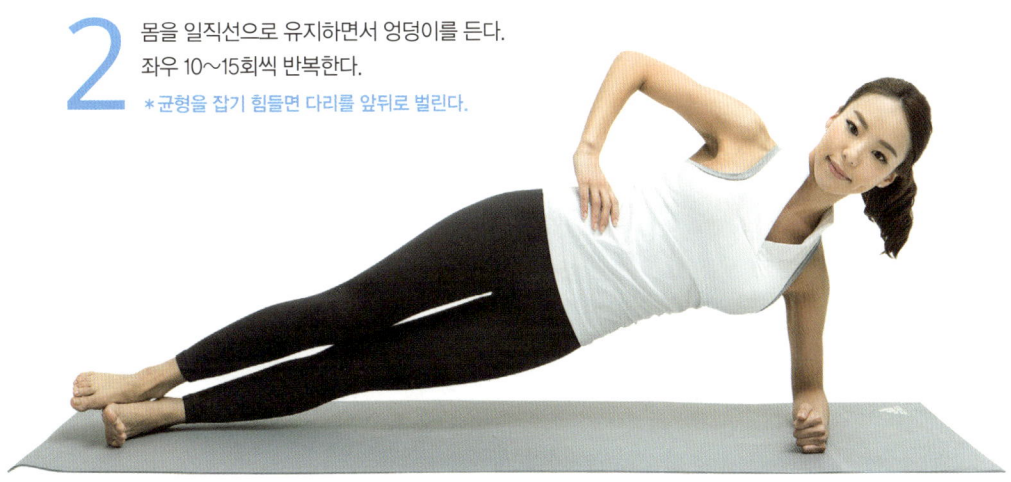

고관절이 아파요

허리와 하체를 연결하는 고관절은 앉고 서고 걷고 뛸 때 상체와 하체를 안정되게 잡아주는 역할을 한다. 걸을 때 체중이 한쪽 다리에 실리는데도 넘어지지 않는 것은 고관절이 균형을 잡기 때문이다. 그 역할을 하는 근육이 고관절 옆에 있는 중둔근이다. 중둔근이 제 기능을 못하면 고관절의 불균형이 오고 결국 통증이 생긴다. 다리를 꼬고 앉는 습관이 있어도 한쪽 중둔근이 늘어나 기능 이상이 올 수 있으므로 바르게 앉는 습관을 들인다.

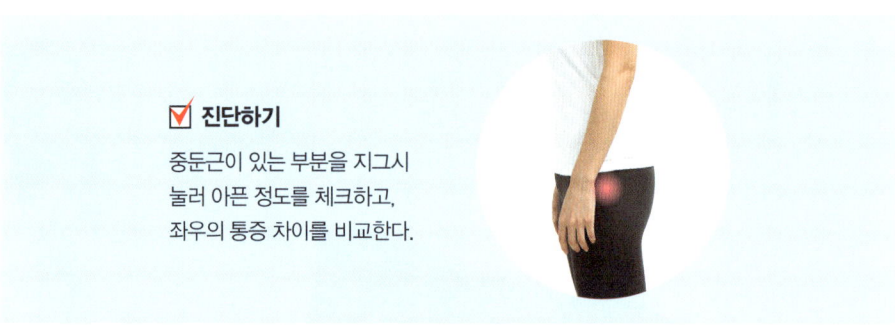

☑ **진단하기**
중둔근이 있는 부분을 지그시 눌러 아픈 정도를 체크하고, 좌우의 통증 차이를 비교한다.

통증 완화 운동

step ① 마사지 **step ② 스트레칭** **step ③ 운동**

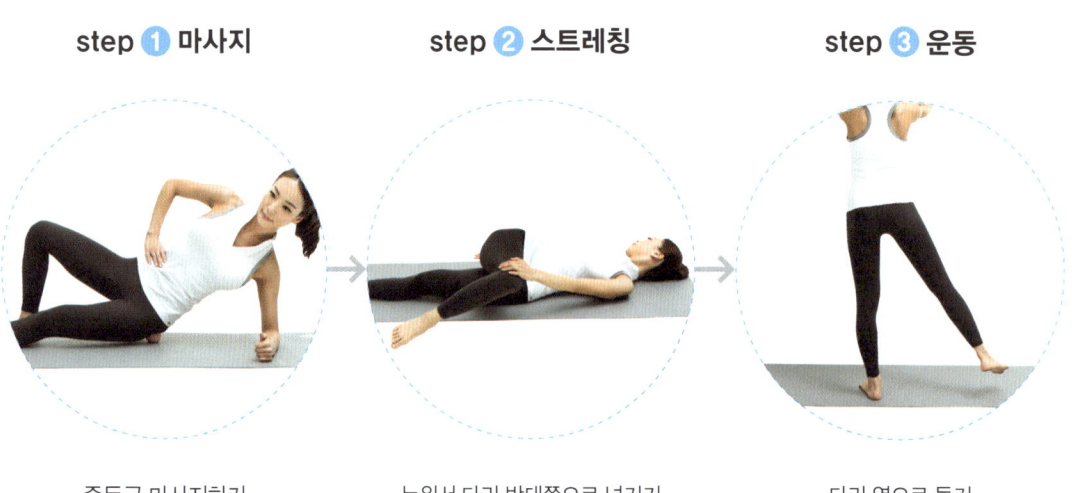

중둔근 마사지하기 누워서 다리 반대쪽으로 넘기기 다리 옆으로 들기

step 1 마사지
중둔근 마사지하기

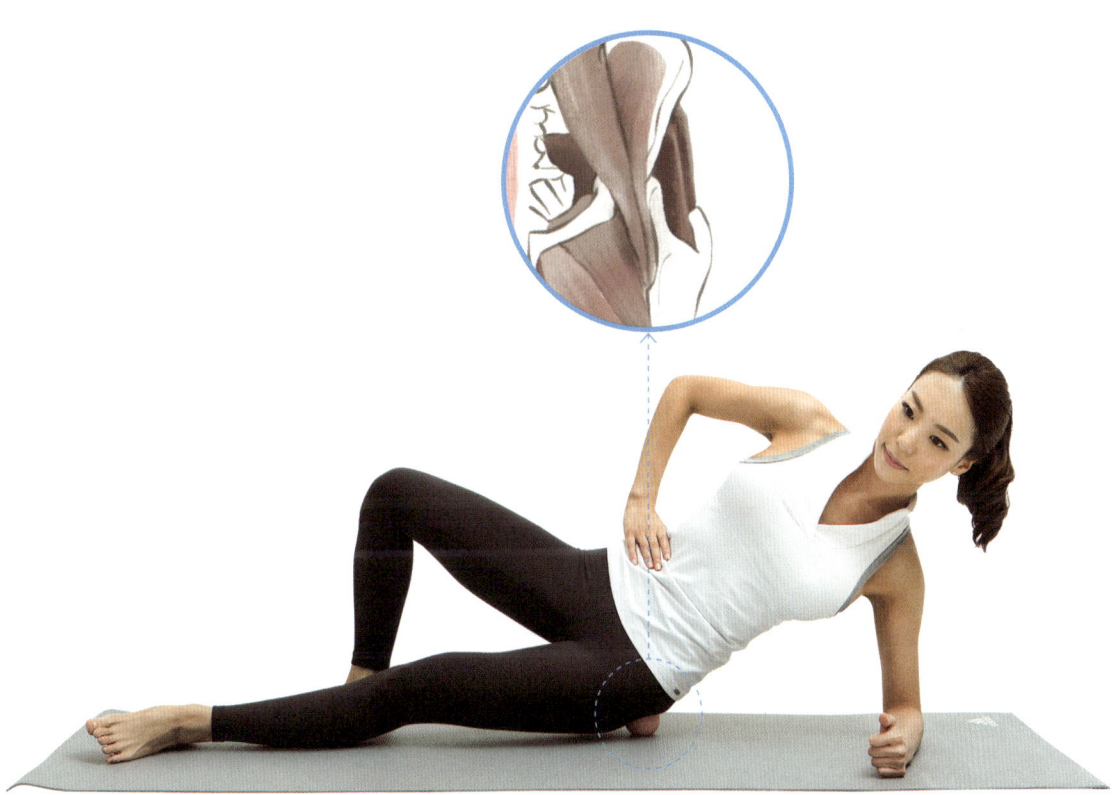

1 마사지볼을 바닥에 놓고 중둔근이 있는 부분을 볼에 맞춰 눕는다. 힘을 빼고 지그시 눌러 10초간 유지한 뒤 반대쪽도 한다.

＊뼈가 눌리지 않도록 주의한다.

step ❷ 스트레칭
누워서 다리 반대쪽으로 넘기기

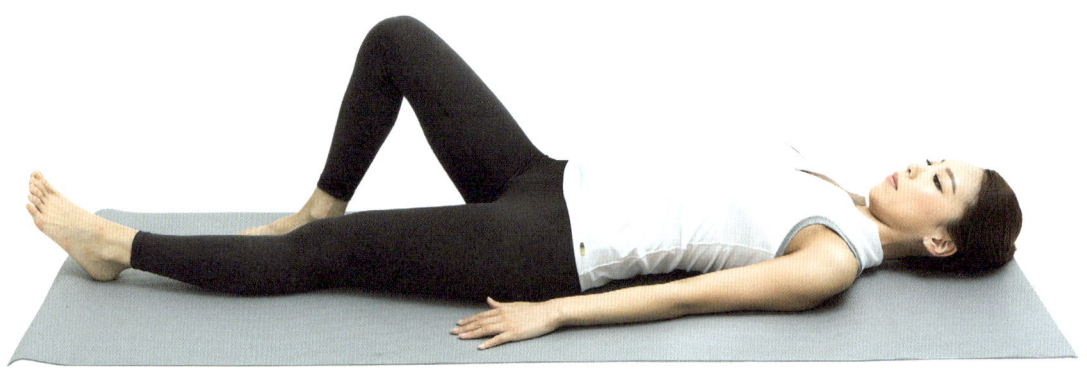

1 바르게 누워 한쪽 무릎을 세운다.

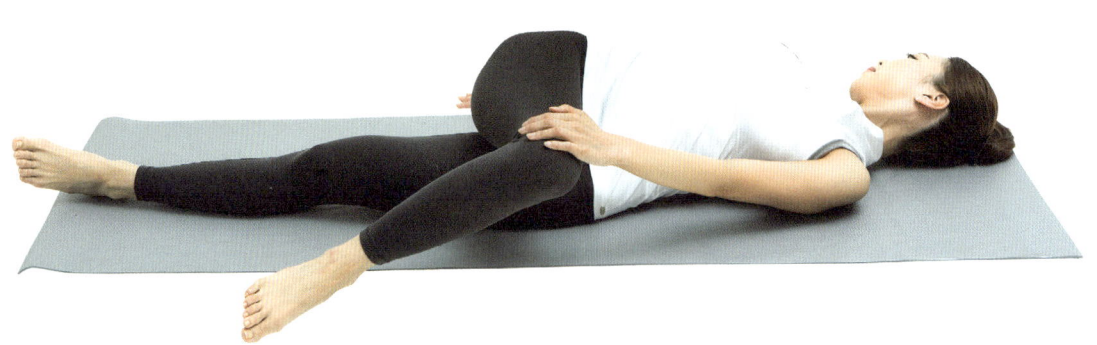

2 세운 무릎을 반대쪽 바닥에 댄다는 생각으로 넘겨 손으로 누른다. 엉덩이 옆쪽이 늘어나는 느낌을 받으면서 10초간 유지한 뒤 반대쪽도 한다.

* 양쪽 어깨가 바닥에서 떨어지지 않도록 주의한다.

step ③ 운동
다리 옆으로 들기

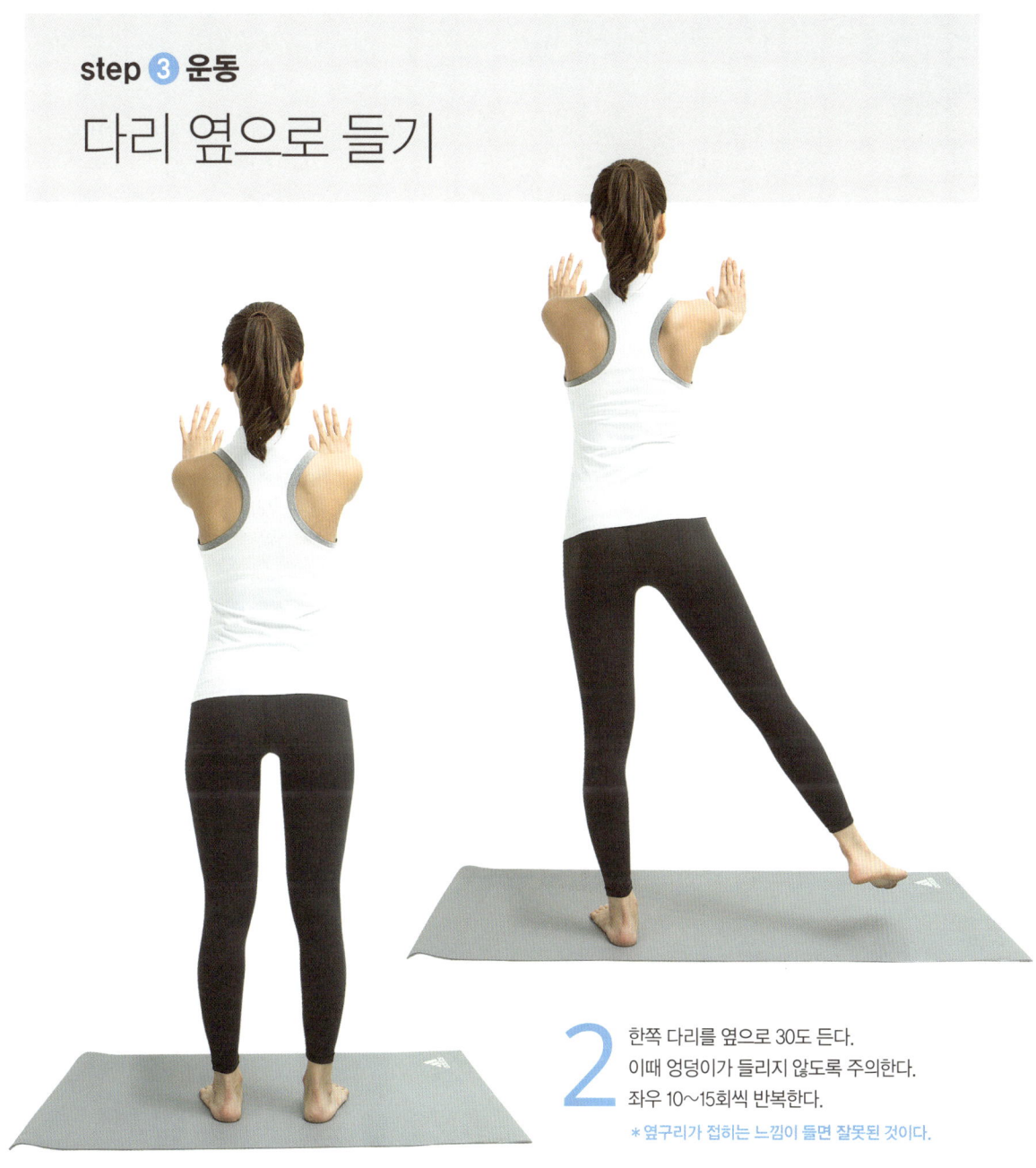

1 양발을 조금 벌리고 서서 양손으로 벽을 짚는다.

2 한쪽 다리를 옆으로 30도 든다.
이때 엉덩이가 들리지 않도록 주의한다.
좌우 10~15회씩 반복한다.
*옆구리가 접히는 느낌이 들면 잘못된 것이다.

증상 12 다리가 저려요

다리가 저리면 허리 디스크를 의심하는 경우가 많지만, 대부분은 고관절의 이상근이 원인이다. 엉덩이 깊숙한 곳에 있는 이상근은 고관절의 기능을 보조하는 근육으로, 문제가 생기면 이곳을 지나는 좌골신경이 눌려 다리가 저리다. 나이가 들거나 운동부족으로 엉덩이 근육이 약해지면 이상근이 그 역할을 대신하느라 무리해 이상이 오는 경우가 많다. 다리를 꼬고 앉는 습관도 이상근의 불균형을 부른다. 하체의 힘을 기르는 운동을 하고 바르게 앉는다.

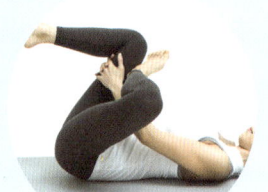

✓ 진단하기

p.84의 이상근 스트레칭을 하며 좌우의 당기는 정도를 비교해본다. 더 당기는 쪽의 이상근이 더 짧아진 상태다.

통증 완화 운동

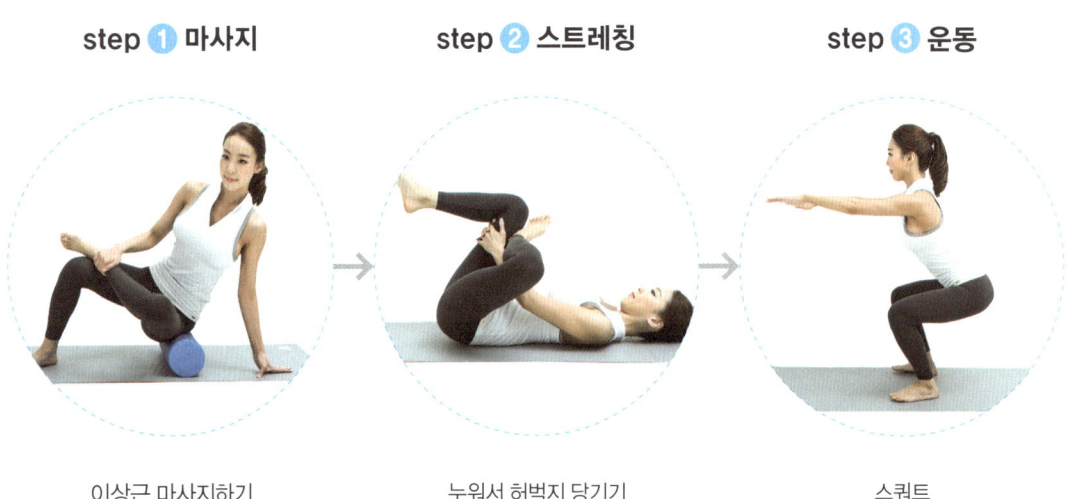

step ❶ 마사지 — 이상근 마사지하기

step ❷ 스트레칭 — 누워서 허벅지 당기기

step ❸ 운동 — 스쿼트

step ① 마사지
이상근 마사지하기

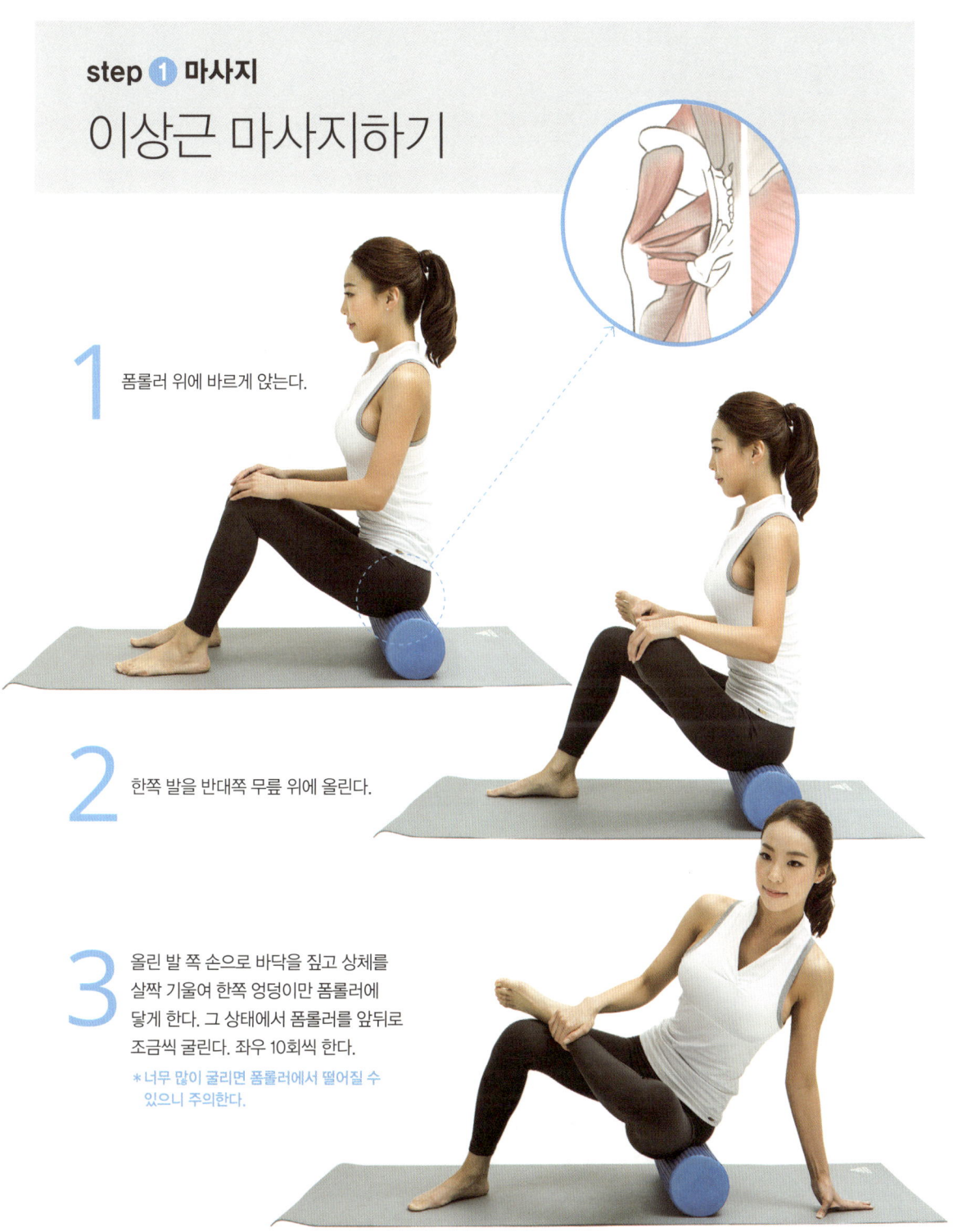

1 폼롤러 위에 바르게 앉는다.

2 한쪽 발을 반대쪽 무릎 위에 올린다.

3 올린 발 쪽 손으로 바닥을 짚고 상체를 살짝 기울여 한쪽 엉덩이만 폼롤러에 닿게 한다. 그 상태에서 폼롤러를 앞뒤로 조금씩 굴린다. 좌우 10회씩 한다.
  *너무 많이 굴리면 폼롤러에서 떨어질 수 있으니 주의한다.

step ❷ 스트레칭
누워서 허벅지 당기기

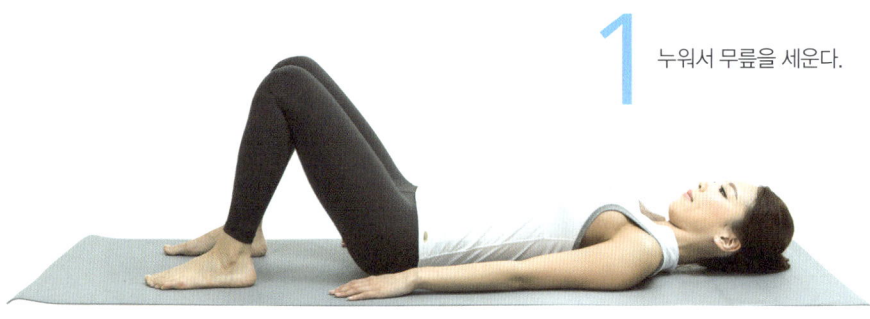

1 누워서 무릎을 세운다.

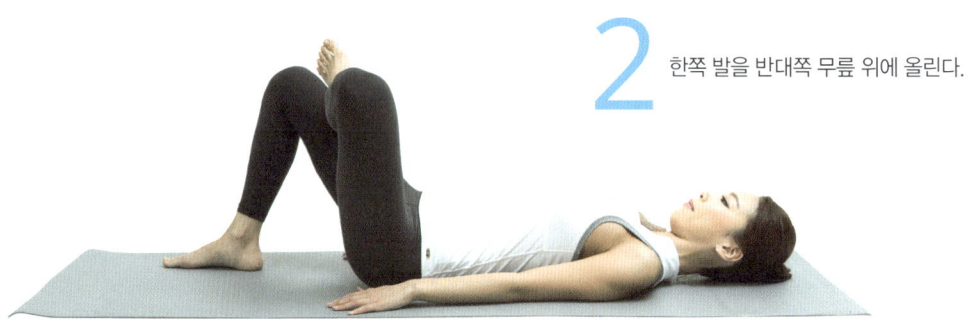

2 한쪽 발을 반대쪽 무릎 위에 올린다.

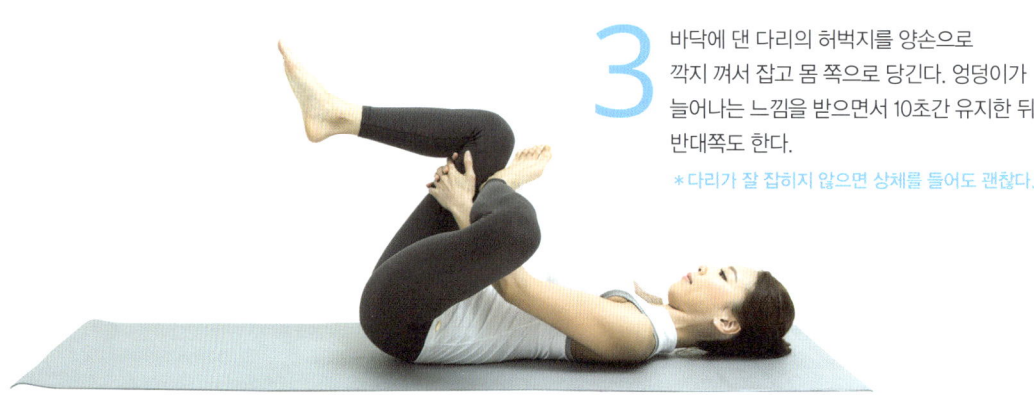

3 바닥에 댄 다리의 허벅지를 양손으로 깍지 껴서 잡고 몸 쪽으로 당긴다. 엉덩이가 늘어나는 느낌을 받으면서 10초간 유지한 뒤 반대쪽도 한다.

＊다리가 잘 잡히지 않으면 상체를 들어도 괜찮다.

step ③ 운동
스쿼트

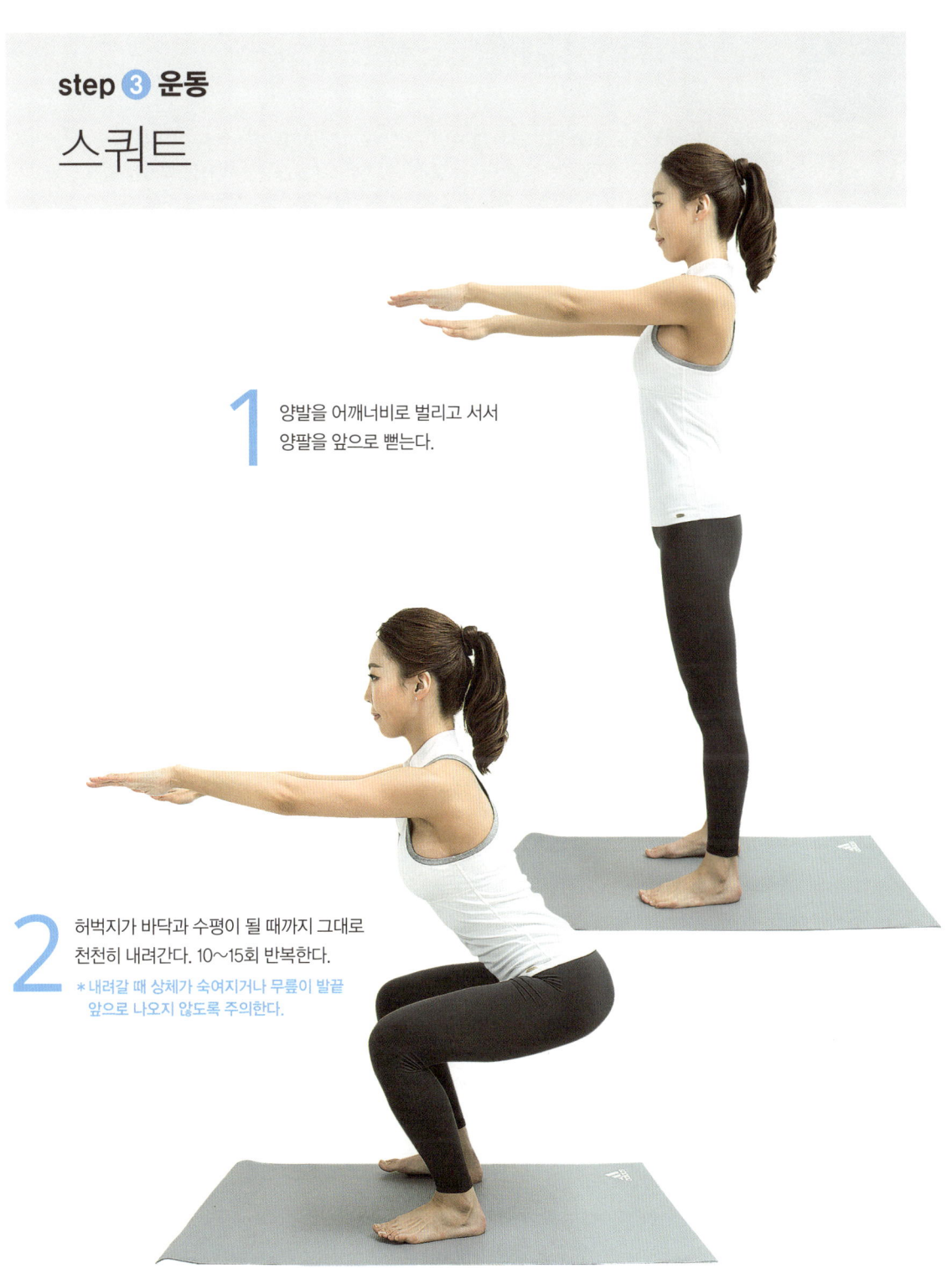

1 양발을 어깨너비로 벌리고 서서 양팔을 앞으로 뻗는다.

2 허벅지가 바닥과 수평이 될 때까지 그대로 천천히 내려간다. 10~15회 반복한다.
   * 내려갈 때 상체가 숙여지거나 무릎이 발끝 앞으로 나오지 않도록 주의한다.

증상 13 무릎이 아파요

무릎은 항상 체중을 지탱하고 있어 다친 적이 없어도 나이가 들면서 통증이 생길 수 있다. 특히 무릎 안쪽이 아픈 경우가 많은데, 봉공근을 살펴봐야 한다. 봉공근은 허벅지를 띠처럼 길게 감싸고 있는 근육으로, 위치는 겉근육이지만 속근육의 역할을 한다. 무릎과 고관절의 거의 모든 움직임에 사용되기 때문에 쉽게 피로해져, 오히려 오래 뛰거나 운동을 많이 하는 사람이 무릎 통증을 느끼는 경우가 많다. 여자는 허벅지 안쪽 근육이 잘 뭉치는데, 이때 봉공근을 풀어주면 도움이 된다.

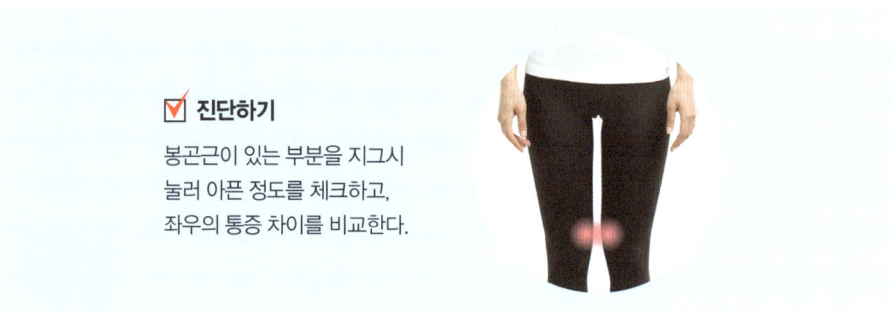

☑ **진단하기**

봉공근이 있는 부분을 지그시 눌러 아픈 정도를 체크하고, 좌우의 통증 차이를 비교한다.

통증 완화 운동

step ❶ 마사지 → **step ❷ 스트레칭** → **step ❸ 운동**

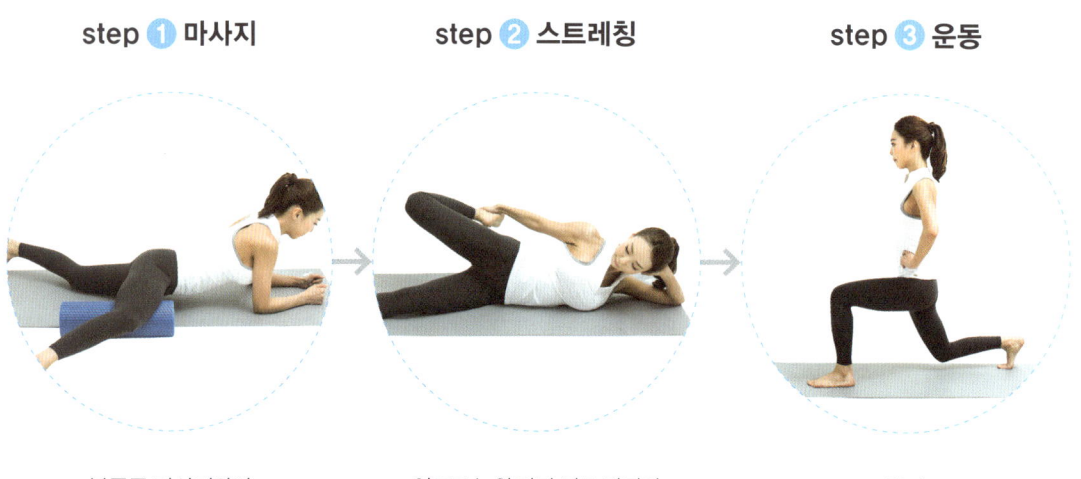

봉곤근 마사지하기 / 옆으로 누워 다리 뒤로 당기기 / 런지

step ❶ 마사지
봉공근 마사지하기

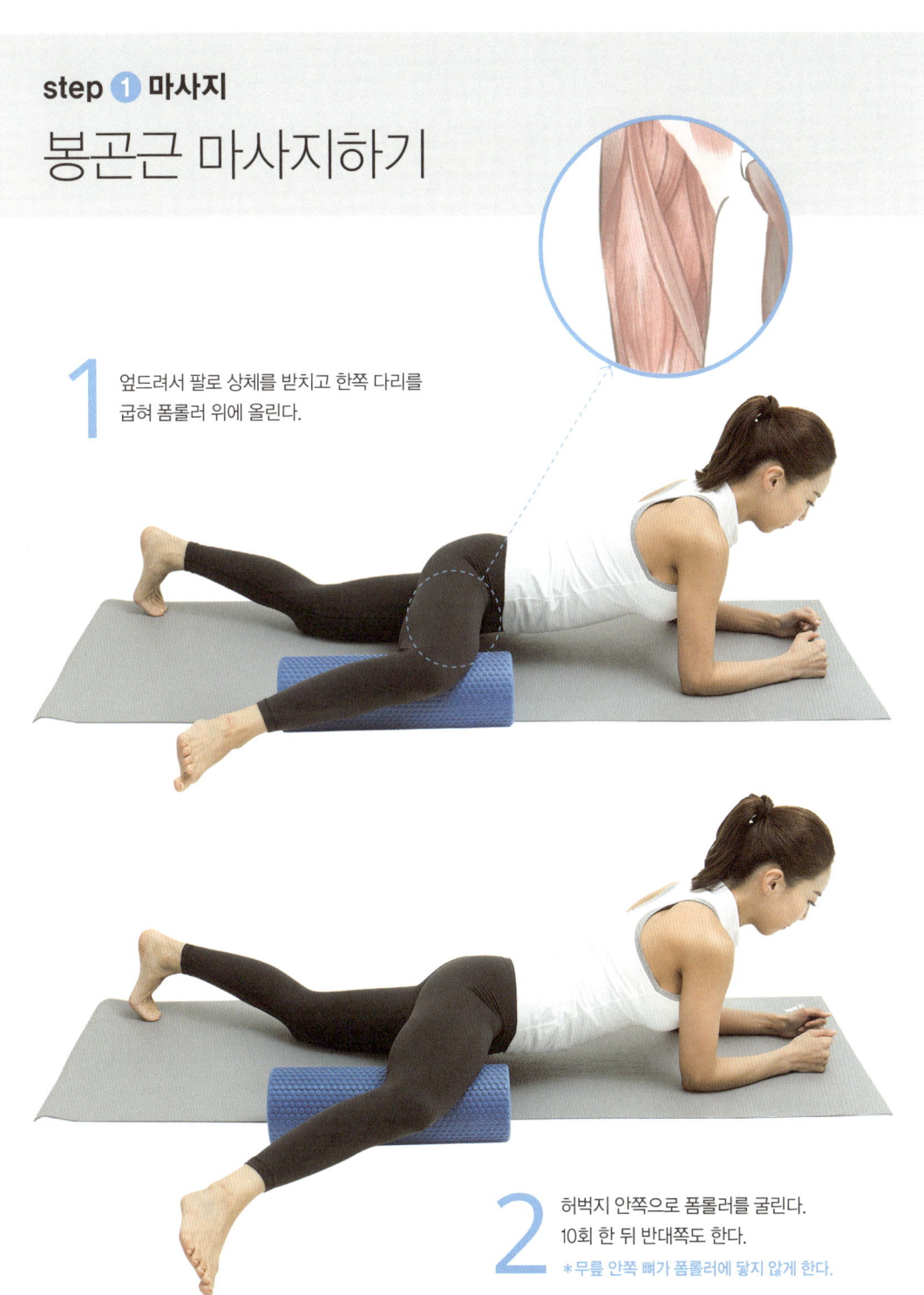

1 엎드려서 팔로 상체를 받치고 한쪽 다리를 굽혀 폼롤러 위에 올린다.

2 허벅지 안쪽으로 폼롤러를 굴린다.
10회 한 뒤 반대쪽도 한다.
＊무릎 안쪽 뼈가 폼롤러에 닿지 않게 한다.

step ❷ 스트레칭
옆으로 누워 다리 뒤로 당기기

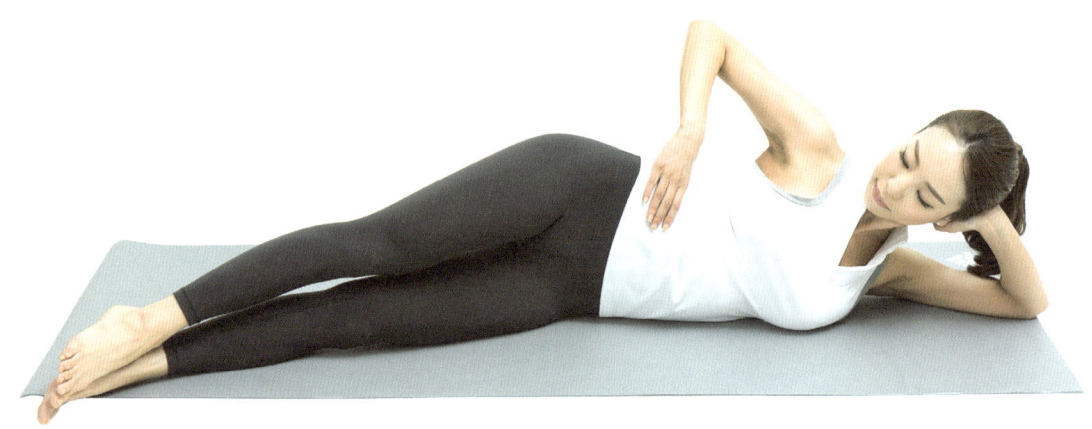

1 옆으로 누워 한쪽 팔로 머리를 받친다.

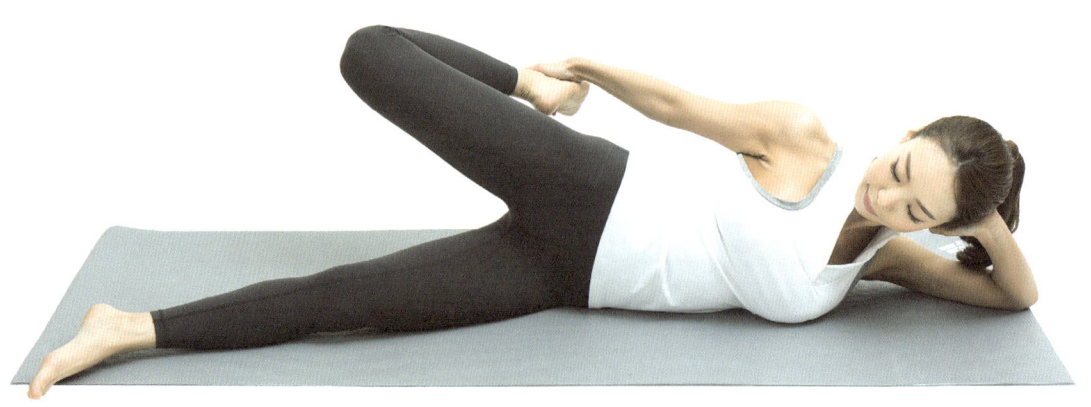

2 위쪽 다리를 뒤로 굽혀 손으로 발을 잡고 당긴다.
허벅지 앞쪽이 늘어나는 느낌을 받으면서 10초간
유지한 뒤 반대쪽도 한다.
＊다리 전체를 뒤로 당기면 스트레칭 효과가 더 크다.

step ❸ 운동
런지

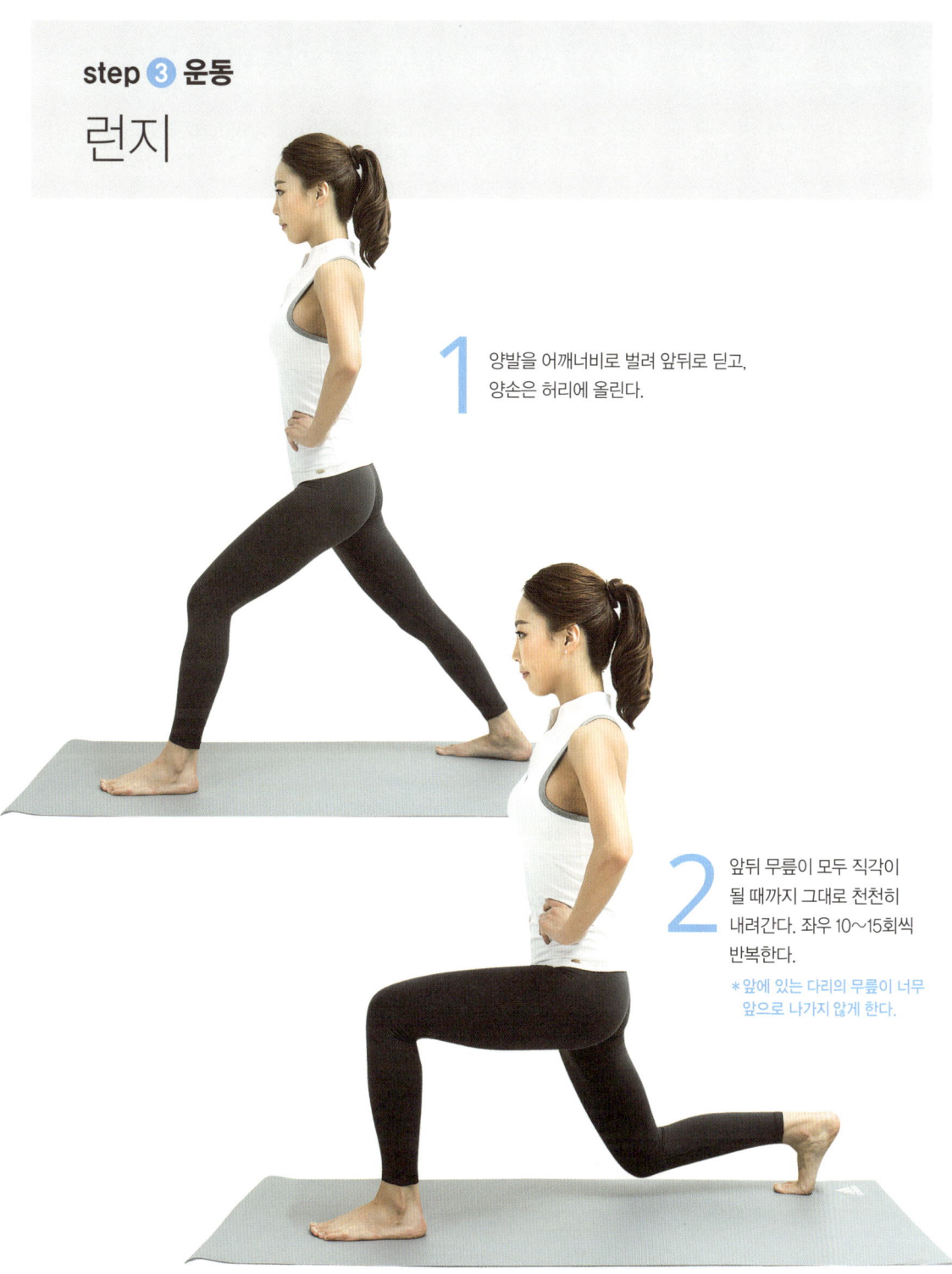

1 양발을 어깨너비로 벌려 앞뒤로 딛고, 양손은 허리에 올린다.

2 앞뒤 무릎이 모두 직각이 될 때까지 그대로 천천히 내려간다. 좌우 10~15회씩 반복한다.
* 앞에 있는 다리의 무릎이 너무 앞으로 나가지 않게 한다.

종아리가 잘 뭉치고 부어요

종아리 근육은 겉근육인 비복근과 속근육인 가자미근 두 층으로 이루어져있다. 종아리를 마사지해도 잘 풀리지 않는 것은 안쪽의 가자미근이 풀리지 않았기 때문이다. 가자미근은 다리의 피를 위로 올려 보내는 펌프 역할을 한다. 가자미근이 뭉치면 정맥순환이 잘 되지 않아 부종이 생기고, 심하면 발가락과 발바닥이 시리고 아프다. 발로 영양이 제대로 가지 않아 뒤꿈치가 갈라지고 각질이 일어나기도 한다. 특히 평소 굽이 높은 신발을 신는 사람은 종아리 근육이 항상 뭉쳐있기 때문에 관리가 더 필요하다.

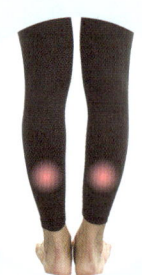

☑ **진단하기**

가자미근이 있는 부분을 지그시 눌러 아픈 정도를 체크하고, 좌우의 통증 차이를 비교한다.

통증 완화 운동

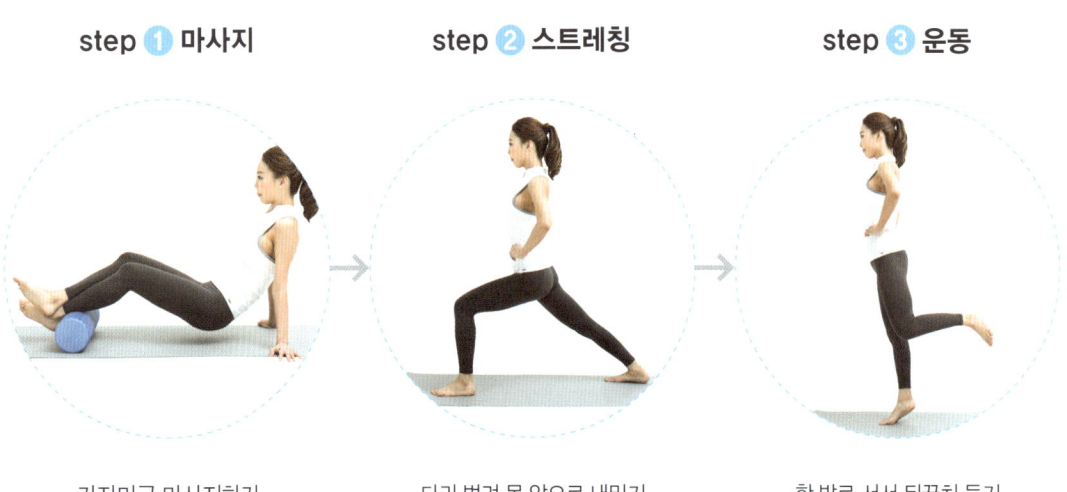

step ① 마사지 — 가자미근 마사지하기

step ② 스트레칭 — 다리 벌려 몸 앞으로 내밀기

step ③ 운동 — 한 발로 서서 뒤꿈치 들기

step ① 마사지
가자미근 마사지하기

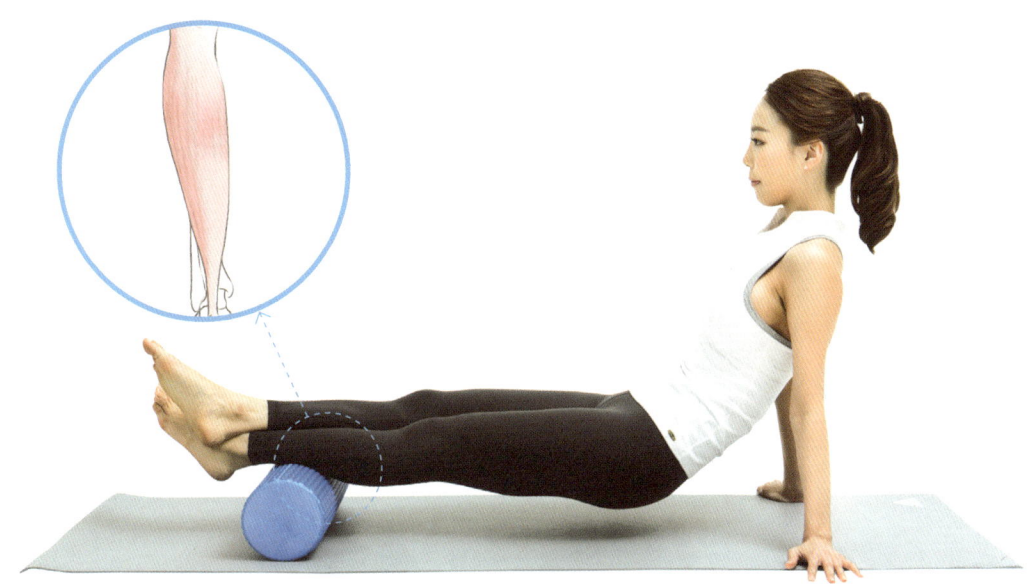

1 다리를 꼬아 발목 윗부분을 폼롤러에 올리고 앉아 양손으로 바닥을 짚고 엉덩이를 든다.

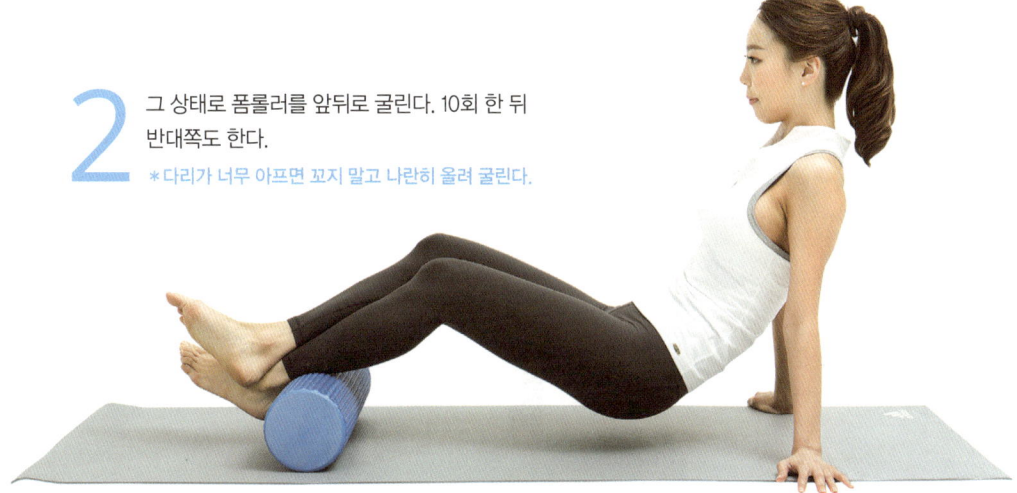

2 그 상태로 폼롤러를 앞뒤로 굴린다. 10회 한 뒤 반대쪽도 한다.
＊다리가 너무 아프면 꼬지 말고 나란히 올려 굴린다.

step ❷ 스트레칭
다리 벌려 몸 앞으로 내밀기

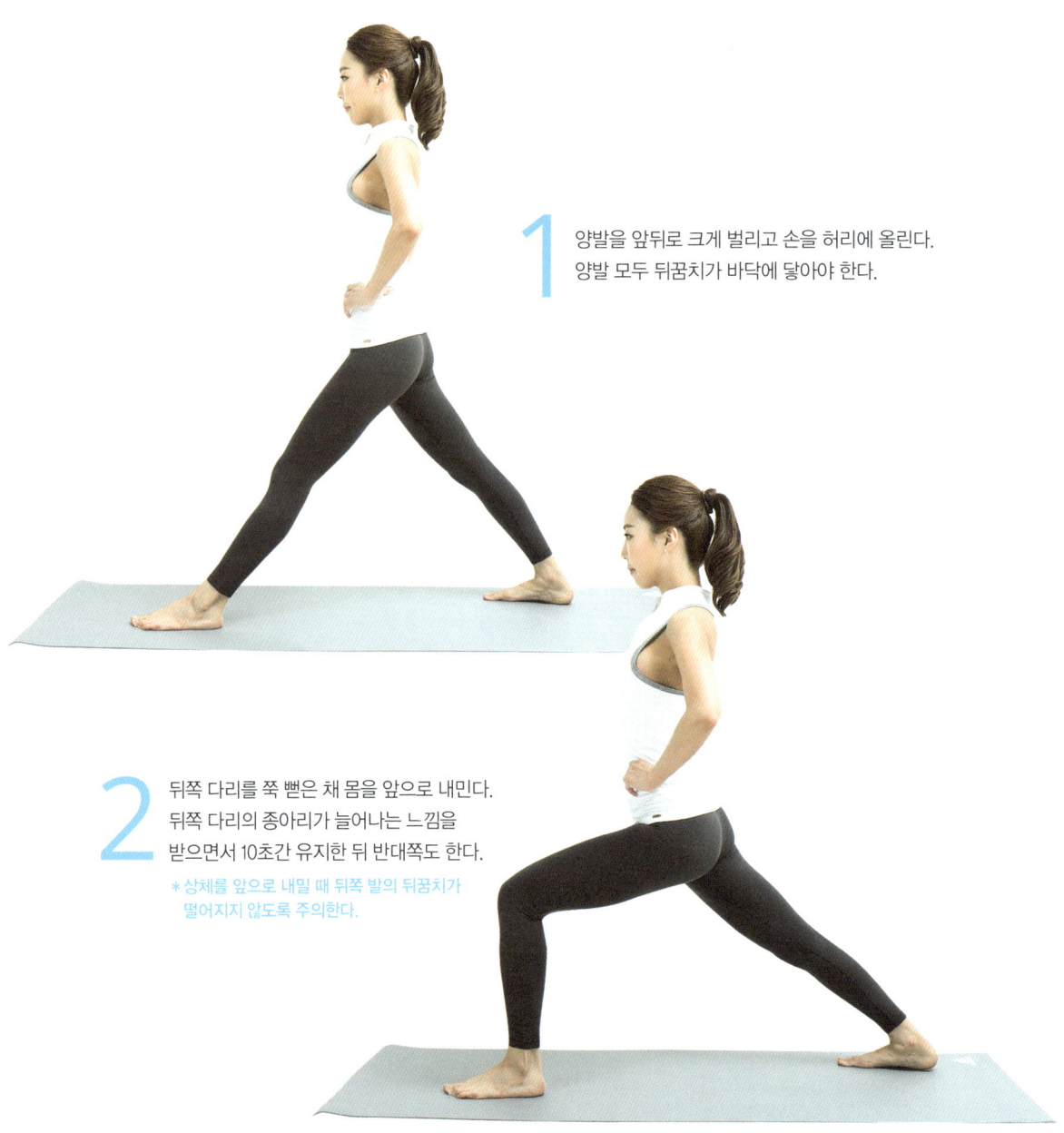

1 양발을 앞뒤로 크게 벌리고 손을 허리에 올린다.
양발 모두 뒤꿈치가 바닥에 닿아야 한다.

2 뒤쪽 다리를 쭉 뻗은 채 몸을 앞으로 내민다.
뒤쪽 다리의 종아리가 늘어나는 느낌을
받으면서 10초간 유지한 뒤 반대쪽도 한다.
  * 상체를 앞으로 내밀 때 뒤쪽 발의 뒤꿈치가
    떨어지지 않도록 주의한다.

step ❸ 운동
한 발로 서서 뒤꿈치 들기

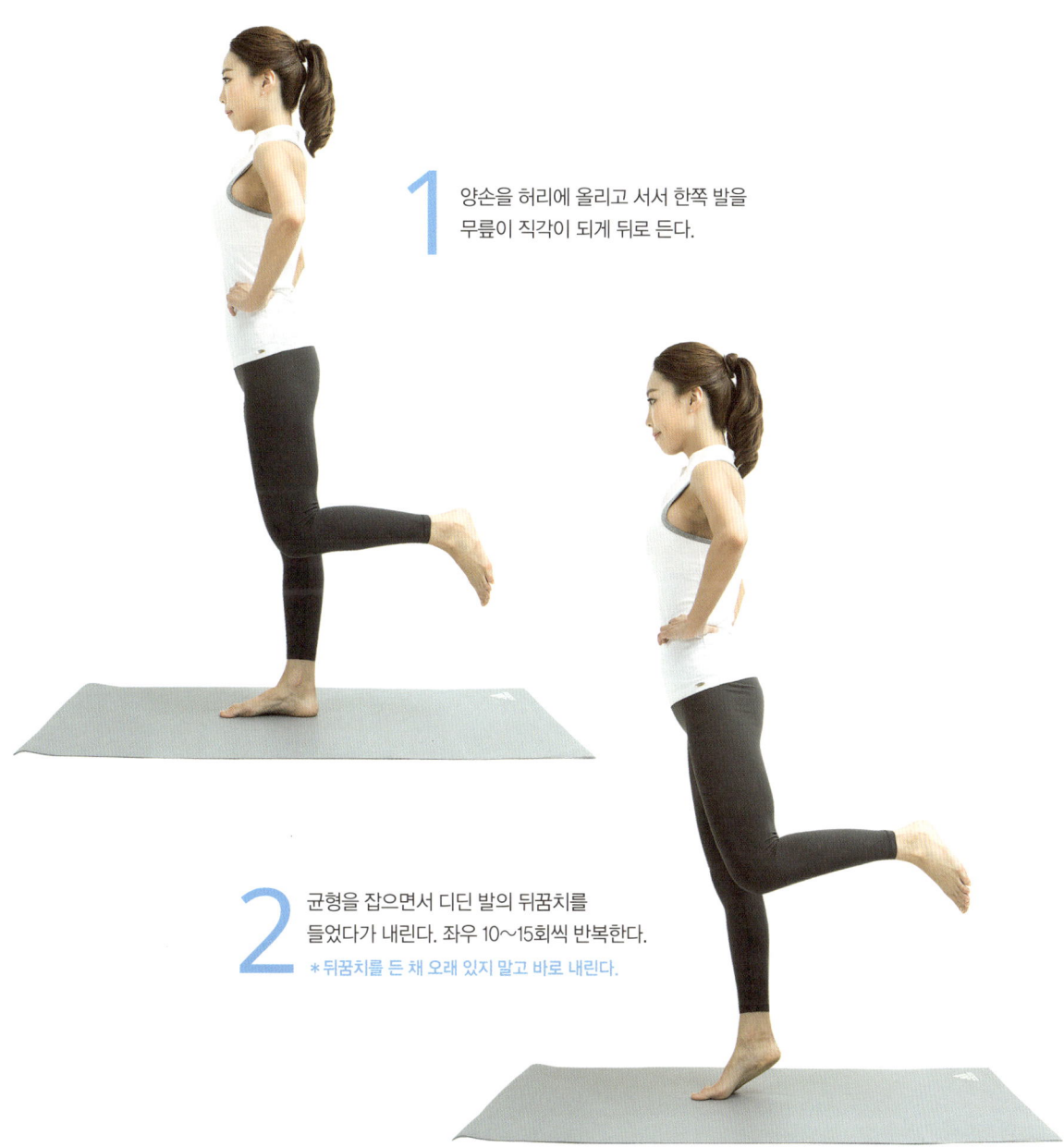

1 양손을 허리에 올리고 서서 한쪽 발을 무릎이 직각이 되게 뒤로 든다.

2 균형을 잡으면서 디딘 발의 뒤꿈치를 들었다가 내린다. 좌우 10~15회씩 반복한다.
＊뒤꿈치를 든 채 오래 있지 말고 바로 내린다.

발목을 자주 삐끗해요

증상 15

발목을 자주 삐는 것은 발목이 균형을 잡지 못하기 때문이다. 걷거나 뛸 때 발목, 무릎, 고관절이 동시에 상호보완적으로 사용되는데, 이때 가장 중요한 역할을 하는 것이 고관절이다. 고관절이 균형을 이루지 못하면 무릎과 발목의 균형도 무너진다. 고관절의 균형을 잡고 무릎관절과 발목관절의 균형까지 맞추는 근육이 중둔근이다. 중둔근을 강화해야 발목의 기능도 좋아진다.

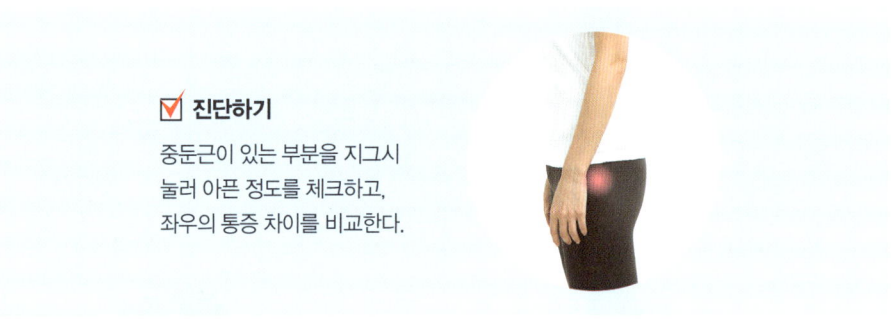

✅ **진단하기**
중둔근이 있는 부분을 지그시 눌러 아픈 정도를 체크하고, 좌우의 통증 차이를 비교한다.

통증 완화 운동

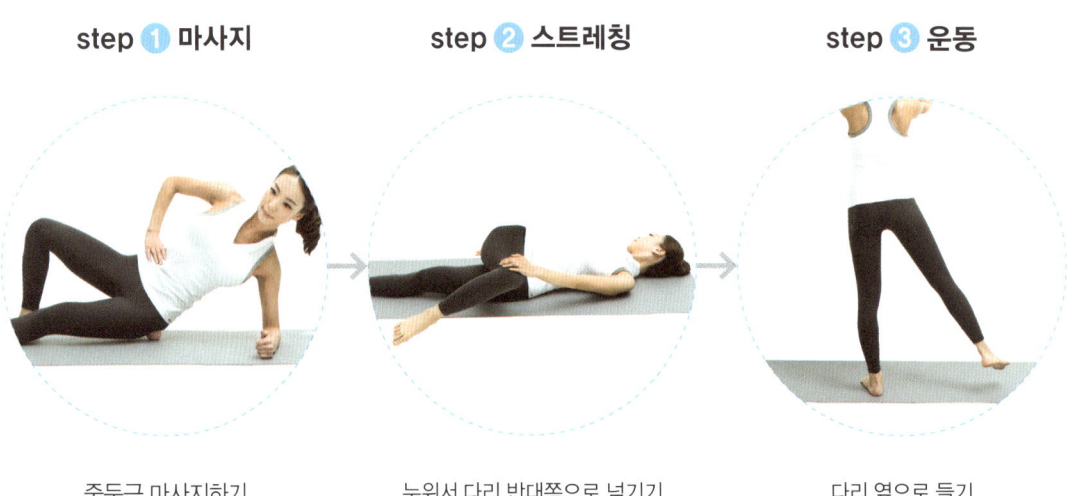

step 1 마사지 — 중둔근 마사지하기

step 2 스트레칭 — 누워서 다리 반대쪽으로 넘기기

step 3 운동 — 다리 옆으로 들기

step ① 마사지
중둔근 마사지하기

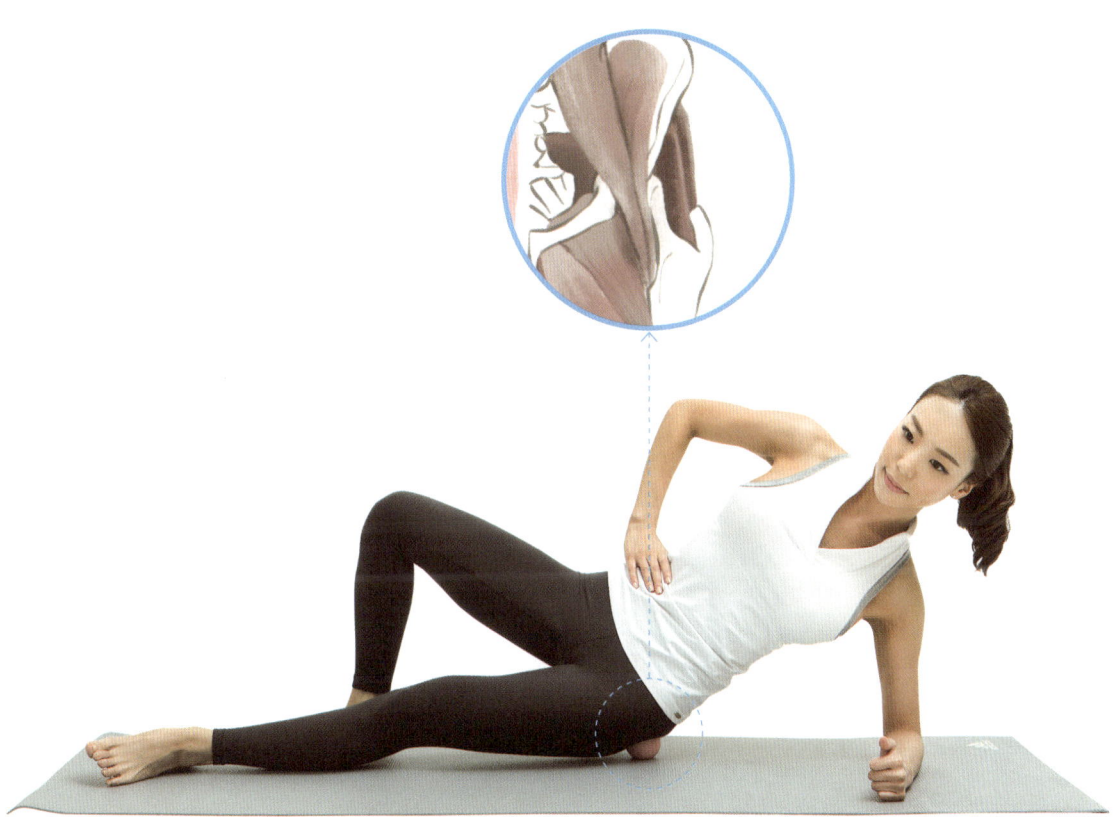

1 마사지볼을 바닥에 놓고 중둔근이 있는 부분을 볼에 맞춰 눕는다. 힘을 빼고 지그시 눌러 10초간 유지한 뒤 반대쪽도 한다.
*뼈가 눌리지 않도록 주의한다.

step ❷ 스트레칭
누워서 다리 반대쪽으로 넘기기

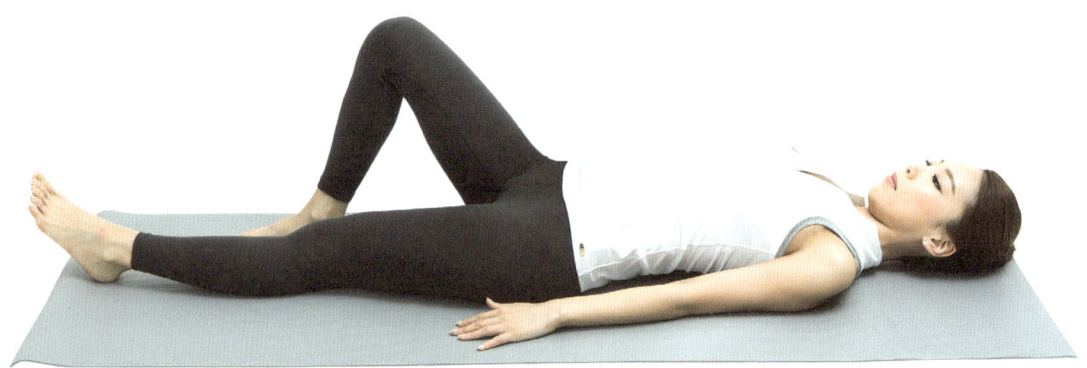

1 바르게 누워 한쪽 무릎을 세운다.

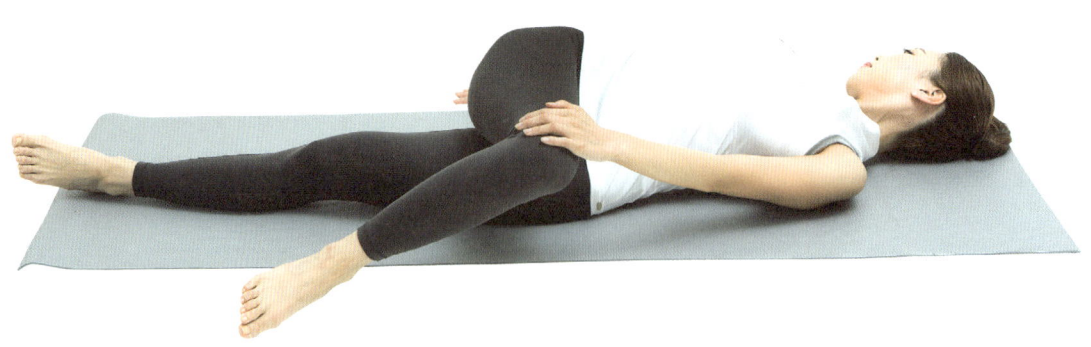

2 세운 무릎을 반대쪽 바닥에 댄다는 생각으로 넘겨 손으로 누른다. 엉덩이 옆쪽이 늘어나는 느낌을 받으면서 10초간 유지한 뒤 반대쪽도 한다.

* 양쪽 어깨가 바닥에서 떨어지지 않도록 주의한다.

step ❸ 운동
다리 옆으로 들기

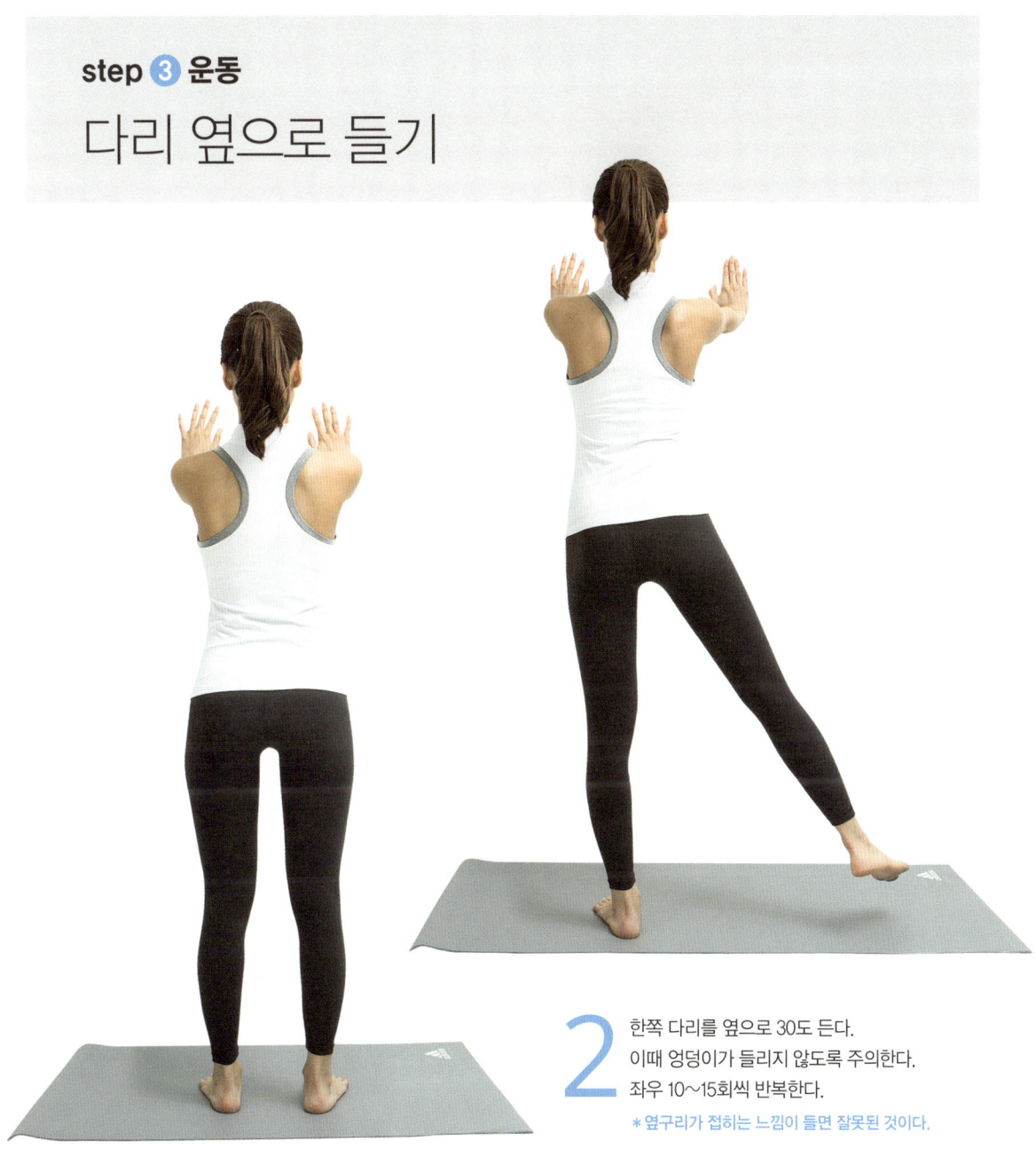

1 양발을 조금 벌리고 서서 양손으로 벽을 짚는다.

2 한쪽 다리를 옆으로 30도 든다.
이때 엉덩이가 들리지 않도록 주의한다.
좌우 10~15회씩 반복한다.
* 옆구리가 접히는 느낌이 들면 잘못된 것이다.

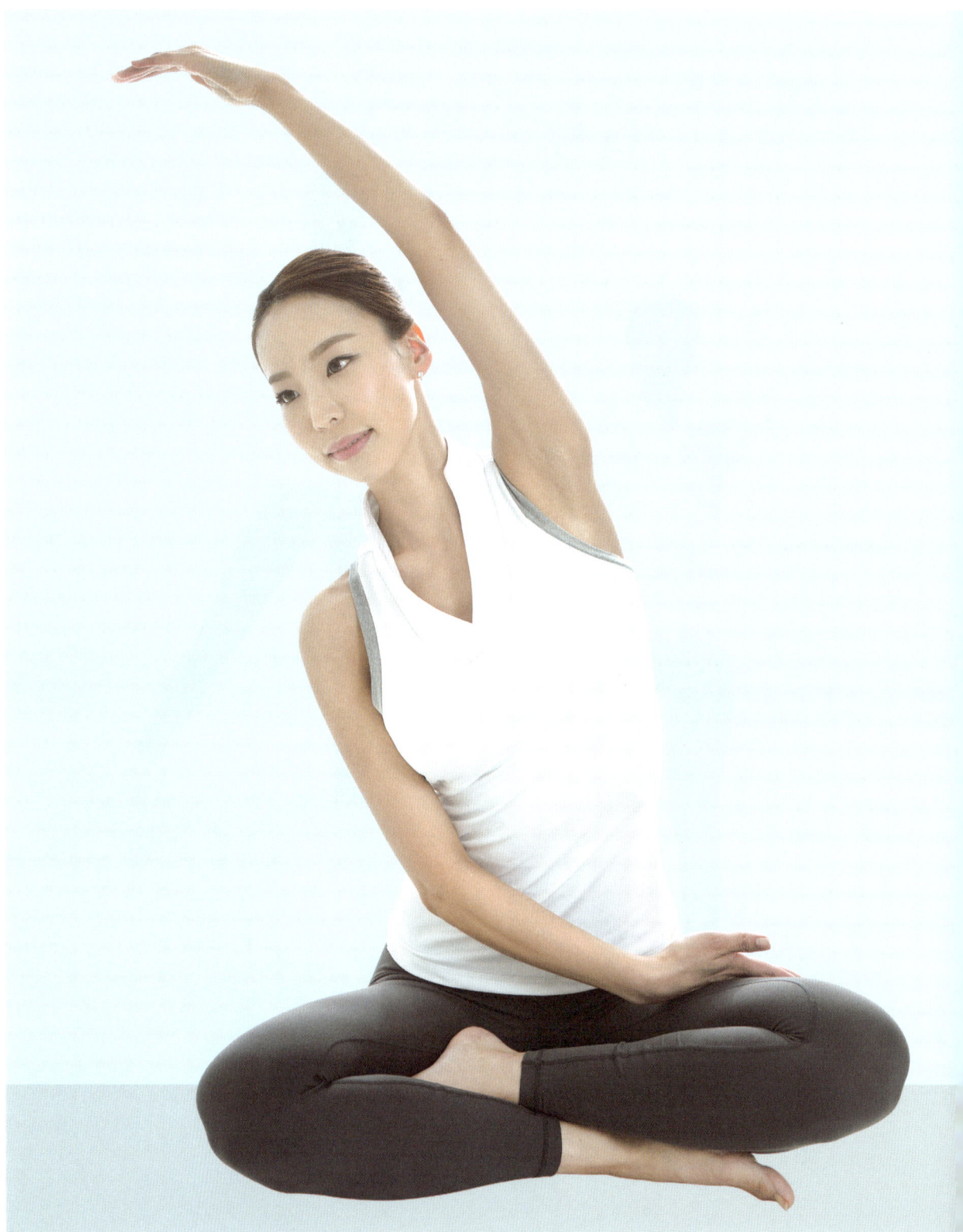

PART

3

비뚤어진 몸을 바로잡는 체형 교정 운동

거북목, 휜 허리 등 정상을 벗어난 체형은 통증을 유발하고, 심해지면 더 큰 병을 부를 수도 있다. 비뚤어진 체형을 바로잡고 예방하려면 속근육을 강화해야 한다. 짧아지거나 늘어난 속근육을 되돌리고 힘을 키우면 교정 효과를 볼 수 있다.

현대인에게 많은 거북목과 굽은 등

목이 앞으로 나온 거북목과 굽은 등은 대부분 함께 나타난다. 양 어깨에 무거운 가방을 메거나 스마트폰을 오랫동안 보면, 목이 앞으로 나오고 등이 굽으며 어깨는 앞쪽으로 말린다. 목 뒤쪽 근육과 소흉근이 짧아지고 목 앞쪽 근육과 능형근이 늘어났기 때문이다. 오랫동안 앉아있어도 등이 굽는다. 거북목이 되고 등이 굽으면 눈이 침침하고 목이 항상 뻐근하다. 줄어든 근육을 늘이고 늘어난 근육을 줄이는 운동이 필요하다.

☑ 진단하기

서 있는 모습을 옆에서 보아 귀, 어깨, 골반, 무릎, 발목이 일직선이 되어야 바른 체형이다.
귀와 어깨가 몸의 중심선보다 앞에 있으면 거북목에 등이 굽은 것이다.

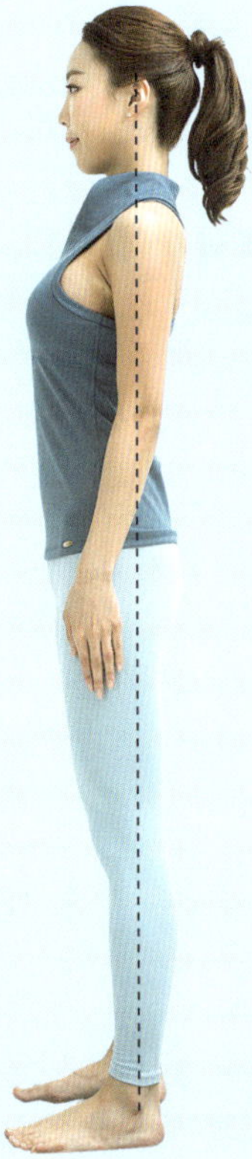

[정상 체형] 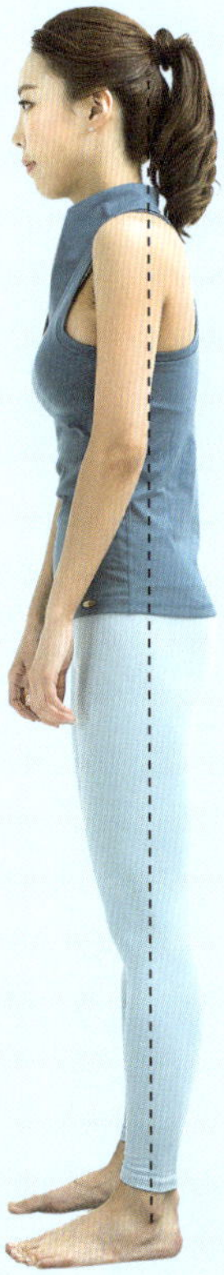   [거북목과 굽은 등]

step 1-1 마사지
뒷목 마사지하기

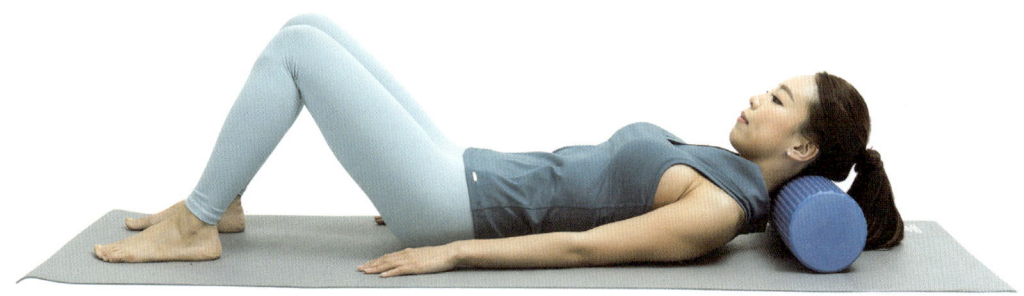

1 폼롤러를 뒷머리 바로 아랫부분에 대고 누워 양발을 어깨너비로 벌리고 무릎을 세운다.

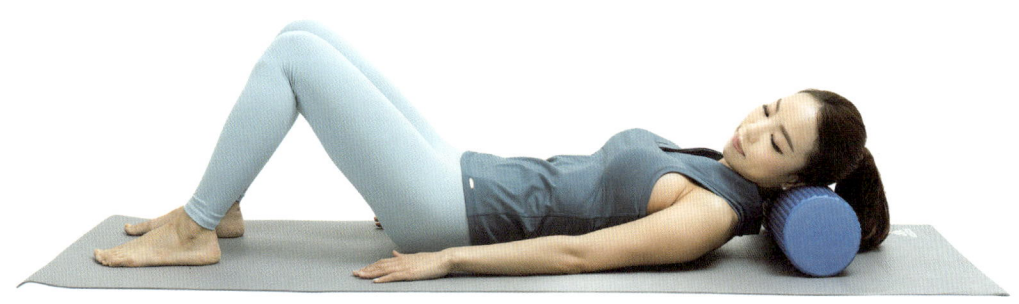

2 힘을 빼고 목을 가볍게 옆으로 돌린다. 좌우 교대로 10회씩 반복한다.
＊많이 뻐근한 곳이 있으면 그 부분을 집중적으로 마사지한다.

step ❶-2 마사지
어깨 앞쪽 마사지하기

1 바닥에 앉아 소흉근이 있는 부분에 마사지볼을 대고 가볍게 누르면서 원을 그리며 굴린다. 좌우 10초씩 한다.
* 너무 세게 누르면 저릴 수 있으니 주의한다.

step ❷-1 스트레칭
고개 숙이기

1 양손을 깍지 껴 뒷머리에 대고 힘을 뺀 채 머리를 앞으로 숙인다. 뒷목이 늘어나는 느낌을 받으며 10초간 유지한다.
* 머리를 숙일 때 손에 너무 힘을 주지 않는다.

step ❷-2 스트레칭
옆으로 누워 팔 뒤로 넘기기

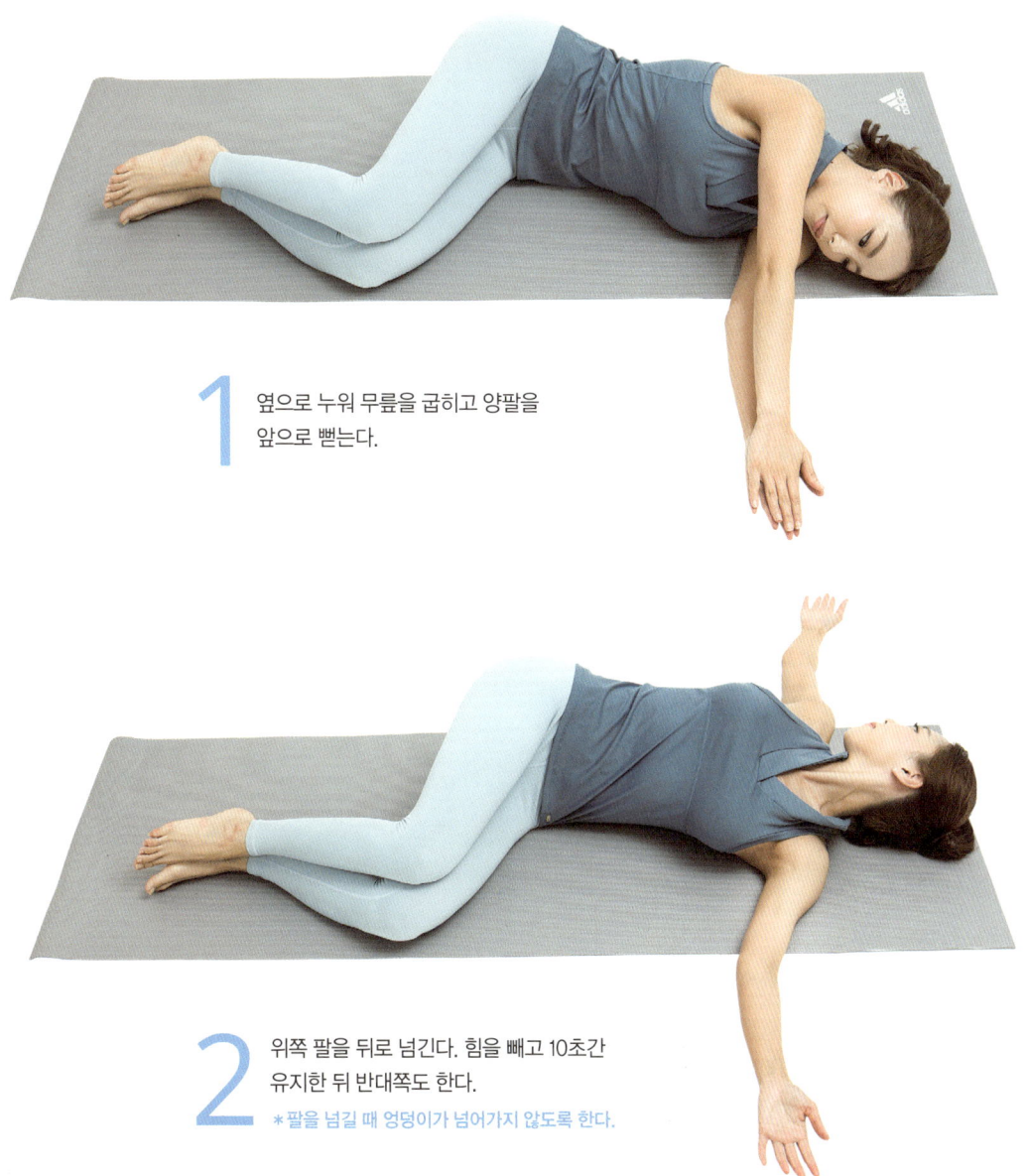

1 옆으로 누워 무릎을 굽히고 양팔을 앞으로 뻗는다.

2 위쪽 팔을 뒤로 넘긴다. 힘을 빼고 10초간 유지한 뒤 반대쪽도 한다.
　＊팔을 넘길 때 엉덩이가 넘어가지 않도록 한다.

step 3-1 운동
누워서 머리 들기

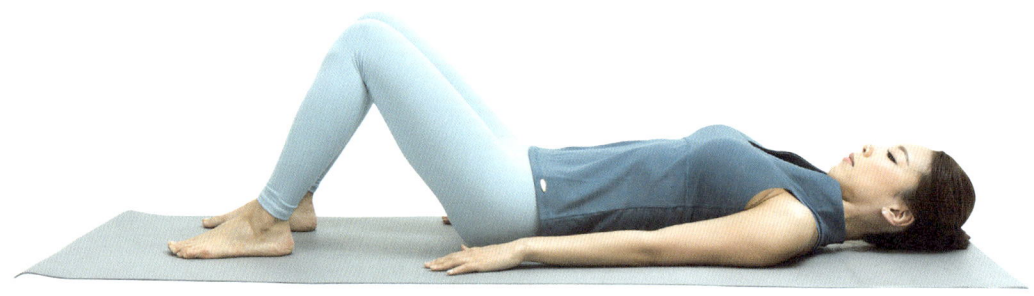

1 바르게 누워 양발을 어깨너비로 벌리고 무릎을 세운다.

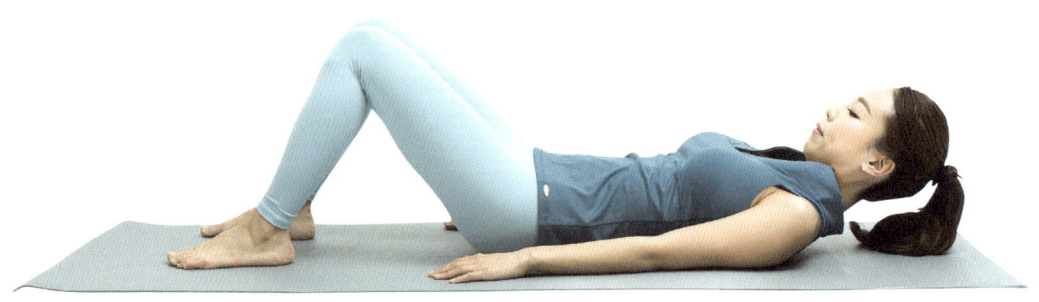

2 머리를 앞으로 숙인다는 생각으로 턱을 당겨 살짝 든다. 10초간 유지한다.

* 목 근육은 약해서 무리하면 다칠 수 있다. 머리를 들고 10초 이상 유지하지 않는다.

step 3-2 운동
엎드려서 팔 들기

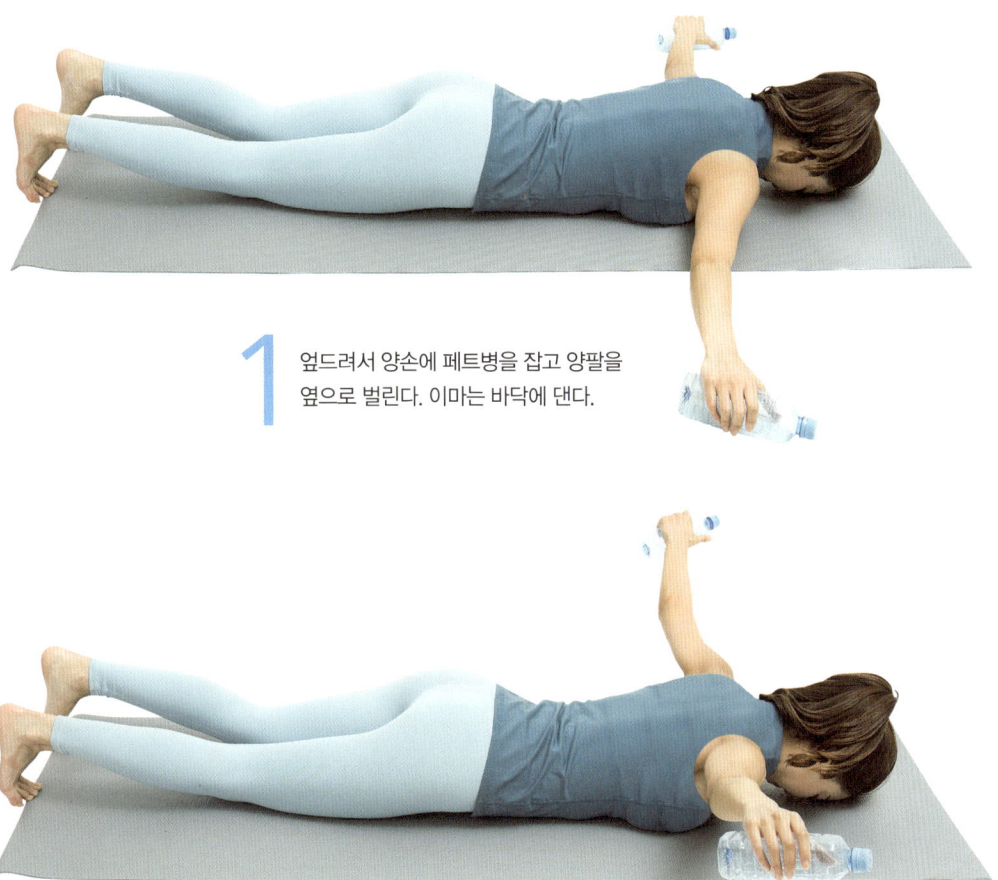

1. 엎드려서 양손에 페트병을 잡고 양팔을 옆으로 벌린다. 이마는 바닥에 댄다.

2. 양팔을 뒤로 모은다는 생각으로 들어 올린다. 10~15회 반복한다.
   * 견갑골이 접히는 느낌이 들도록 팔을 최대한 올린다.

휜 다리로 변하는 젖혀진 무릎

허벅지 앞쪽 근육이 짧아지고 뒤쪽 근육이 늘어나서 오는 체형으로, 여자들에게서 많이 볼 수 있다. 특히 허벅지 안쪽이나 바깥쪽 근육이 짧아지면 다리의 정렬이 무너져 무릎이 젖혀질 수 있다. 이런 체형이 오래 되면 무릎이 아프고 O다리나 X다리가 될 수 있으며, 서 있을 때 무게중심이 정상을 벗어나 허리 통증을 유발할 수도 있다. 허벅지 근육이 전반적으로 약해져 나타나는 현상이므로 무릎 주변의 근육을 늘이고 허벅지 근육을 강화한다.

☑ 진단하기

옆에서 보아 골반, 무릎, 발목이 일직선이 되어야 한다.

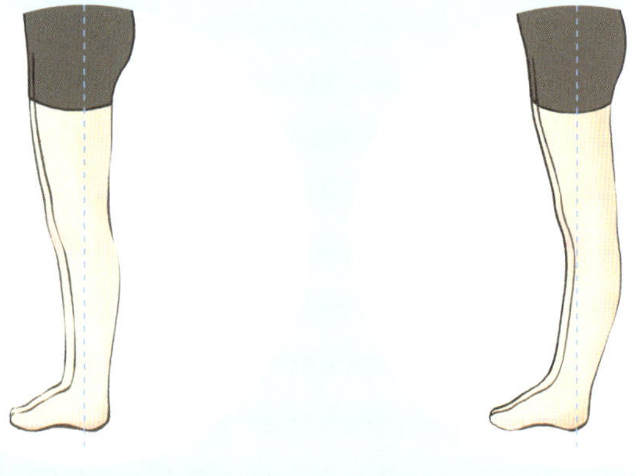

[정상 무릎]   [젖혀진 무릎]

step ① 마사지
허벅지 앞쪽 마사지하기

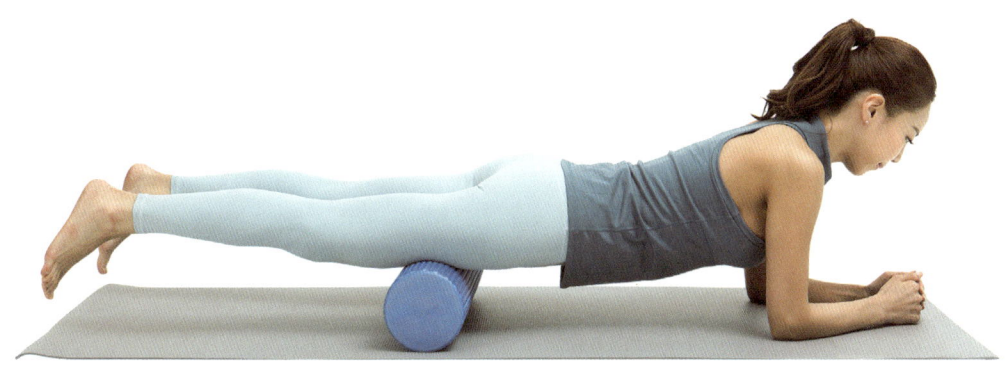

1 무릎 윗부분을 폼롤러에 대고 엎드려 팔꿈치로 바닥을 짚는다.

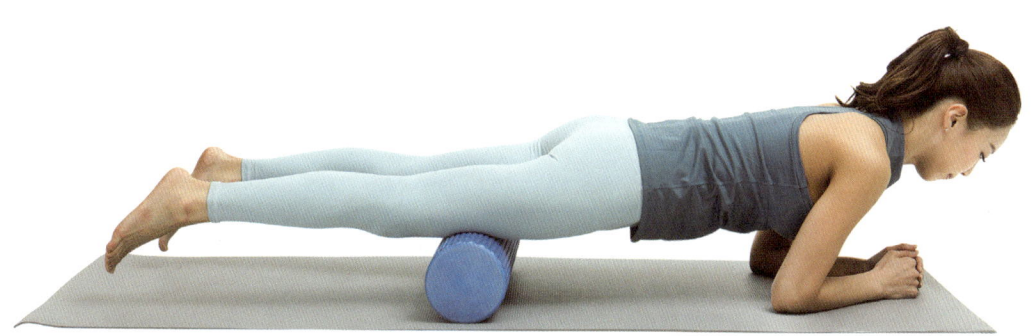

2 그 상태로 폼롤러를 무릎 위에서 허벅지까지 위아래로 굴린다.
10회 한다.
* 허리가 처지지 않도록 주의한다.

step 2-1 스트레칭
옆으로 누워 다리 뒤로 당기기

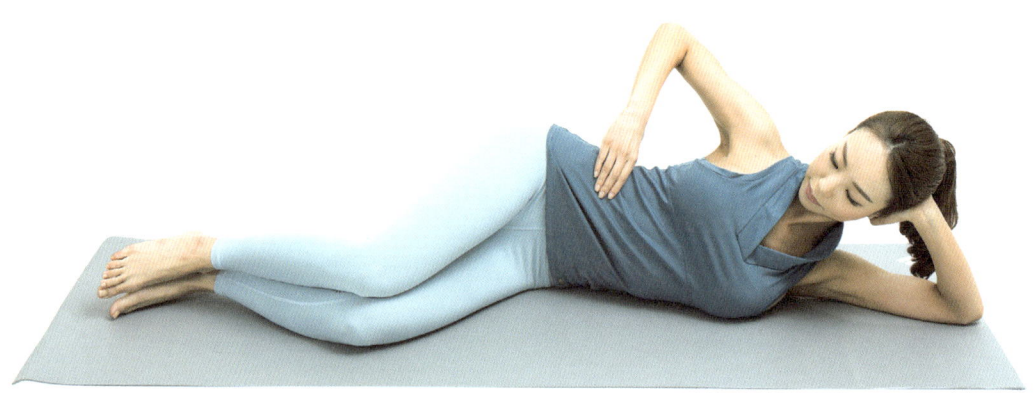

1 옆으로 누워 한쪽 팔로 머리를 받친다.

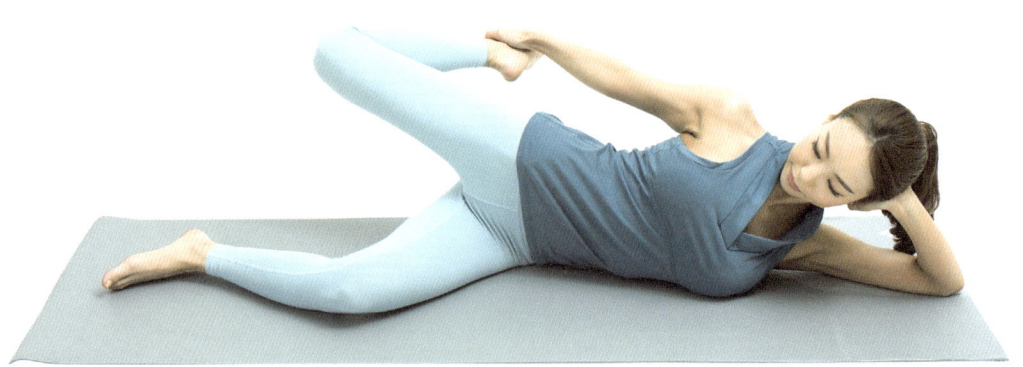

2 위쪽 다리를 뒤로 굽혀 손으로 발을 잡고 당긴다. 허벅지 앞쪽이 늘어나는 느낌을 받으면서 10초간 유지한 뒤 반대쪽도 한다.
*다리 전체를 뒤로 당기면 스트레칭 효과가 더 크다.

step 2-2 스트레칭
상체 숙여 허리 펴기

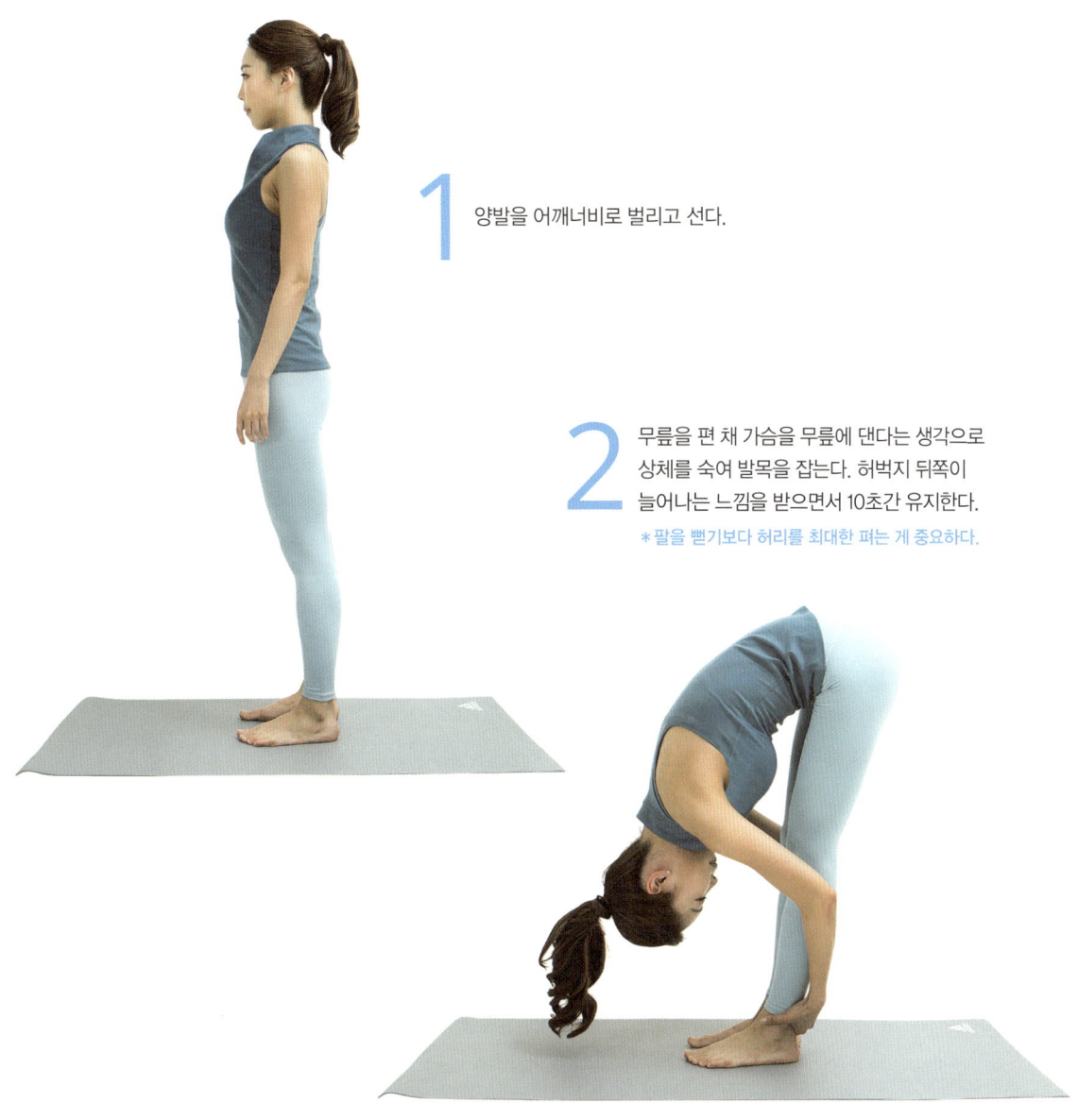

1 양발을 어깨너비로 벌리고 선다.

2 무릎을 편 채 가슴을 무릎에 댄다는 생각으로 상체를 숙여 발목을 잡는다. 허벅지 뒤쪽이 늘어나는 느낌을 받으면서 10초간 유지한다.
*팔을 뻗기보다 허리를 최대한 펴는 게 중요하다.

step ③ 운동
스쿼트

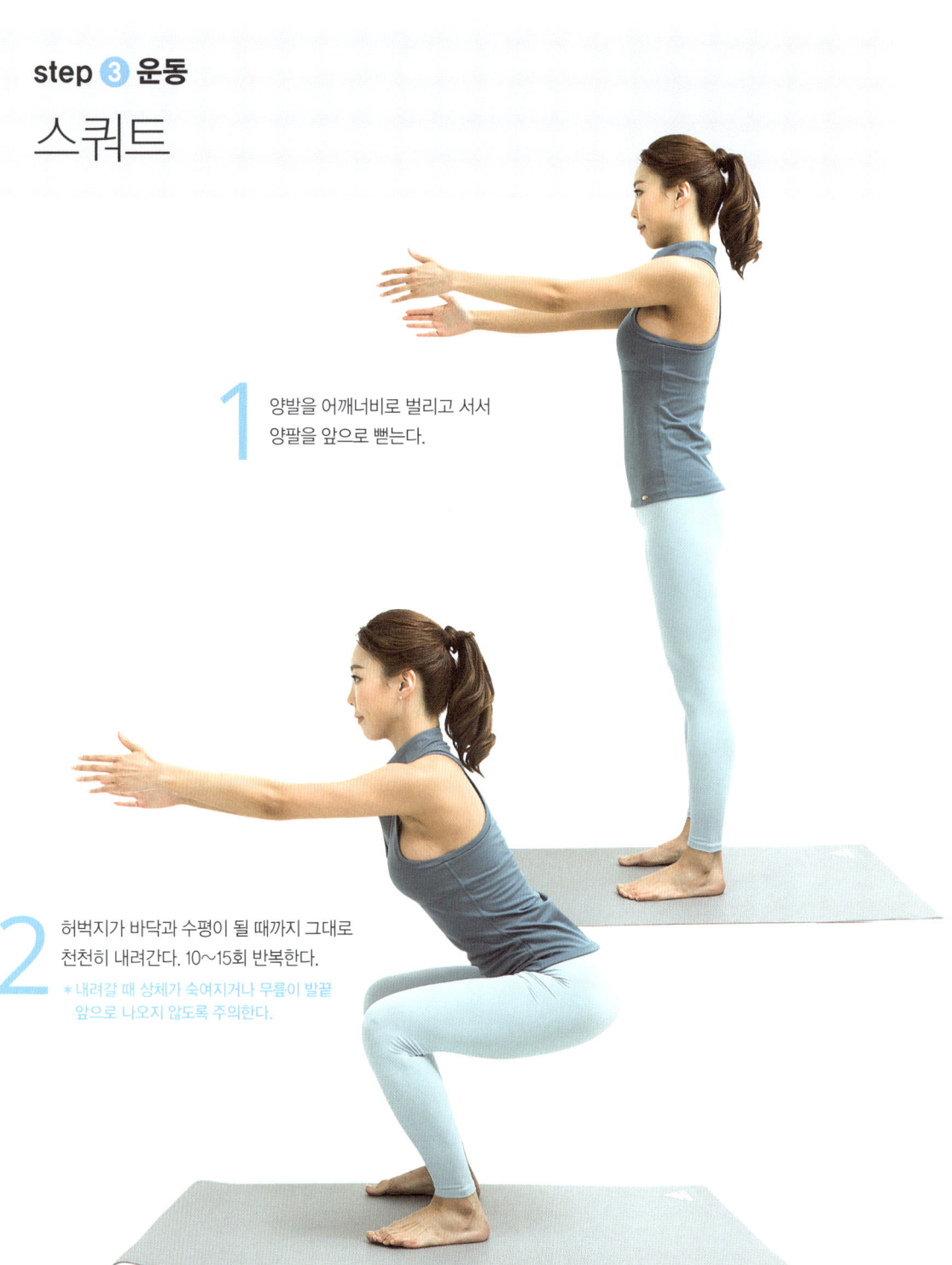

1 양발을 어깨너비로 벌리고 서서 양팔을 앞으로 뻗는다.

2 허벅지가 바닥과 수평이 될 때까지 그대로 천천히 내려간다. 10~15회 반복한다.
  * 내려갈 때 상체가 숙여지거나 무릎이 발끝 앞으로 나오지 않도록 주의한다.

PLUS+ 이 운동도 하면 좋아요

런지

양쪽 다리를 동시에 운동하는 스쿼트와 달리 런지는 앞에 있는 다리 위주로 운동한다. 하체 전체를 강화하고, 하체의 균형 감각을 발달시키는 효과가 있다. 스쿼트가 익숙해지면 런지를 함께 한다.

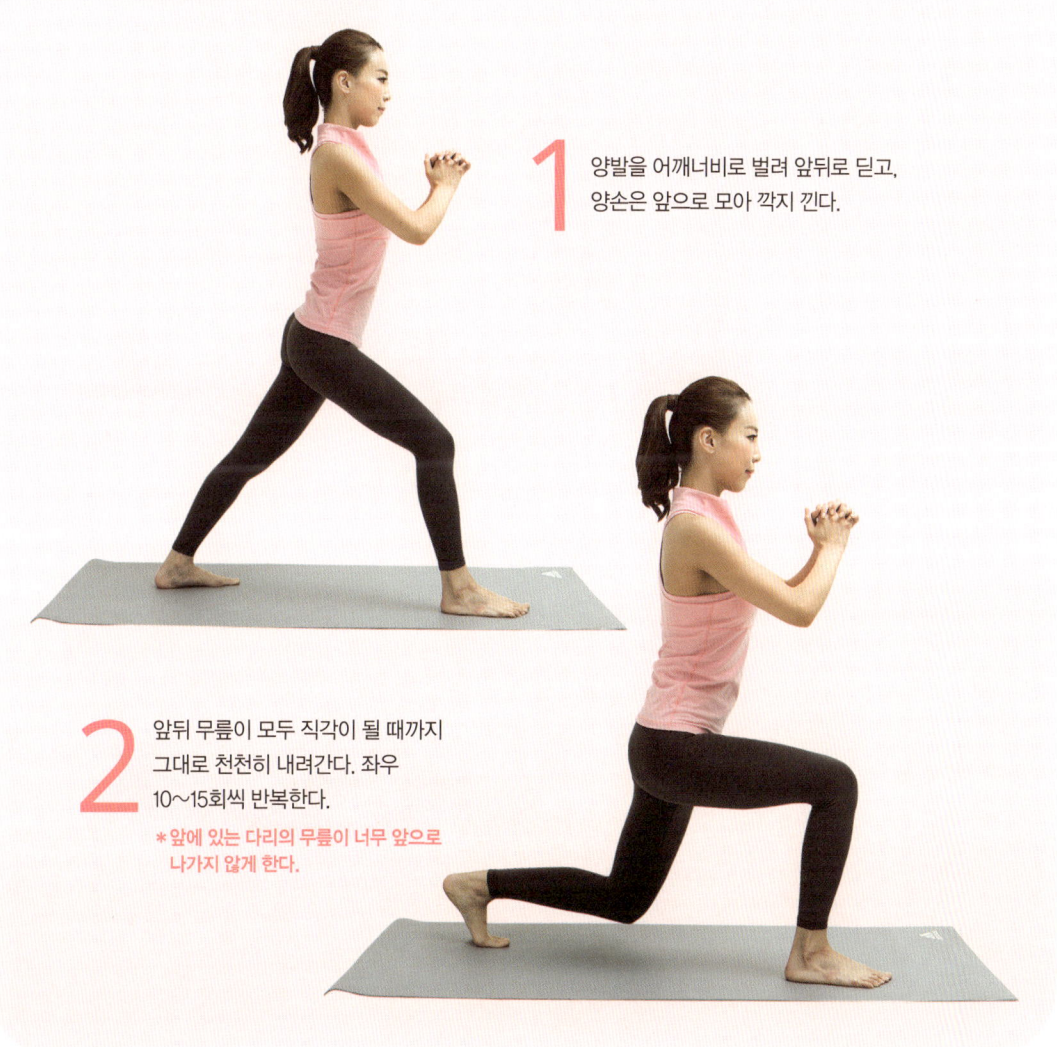

1 양발을 어깨너비로 벌려 앞뒤로 딛고, 양손은 앞으로 모아 깍지 낀다.

2 앞뒤 무릎이 모두 직각이 될 때까지 그대로 천천히 내려간다. 좌우 10~15회씩 반복한다.
*앞에 있는 다리의 무릎이 너무 앞으로 나가지 않게 한다.

복부비만으로 오해받는 휜 허리

실제로 배가 나오지 않았는데도 배가 나와 보이는 경우가 있다. 척추는 옆에서 볼 때 S자 곡선을 그려야 정상인데, 앞으로 심하게 휘면 배가 나와 보인다. 외모보다 더 큰 문제는 허리 건강이다. 척추가 휘면 허리 뒷부분의 근육들이 수축돼 지속적인 허리 통증을 유발한다. 척추가 휘는 것은 장요근 등 허리의 속근육이 짧아지고 복부와 엉덩이의 속근육이 늘어났기 때문이다. 줄어들거나 늘어난 속근육을 원래대로 되돌리는 운동을 한다.

☑ 진단하기
바르게 누웠을 때 허리가 바닥에서 많이 들려있으면 휜 허리로 볼 수 있다.

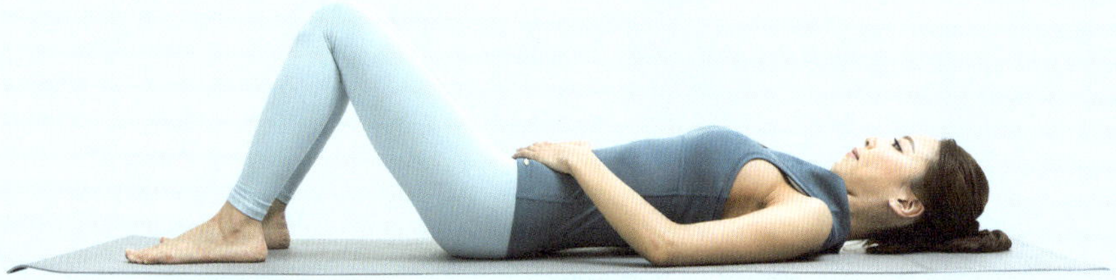

[정상 체형]

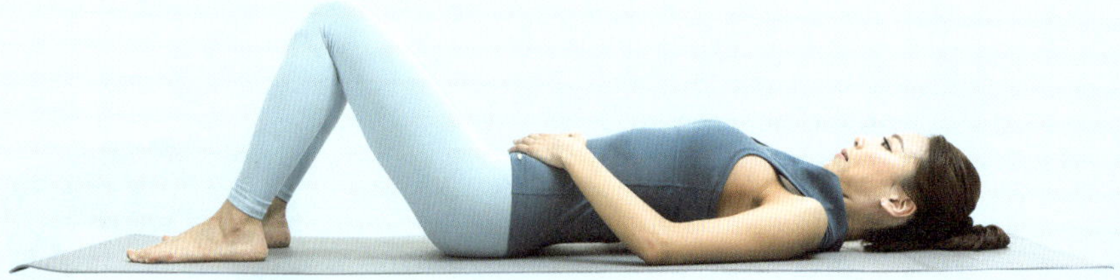

[휜 허리]

step 1-1 마사지
고관절 마사지하기

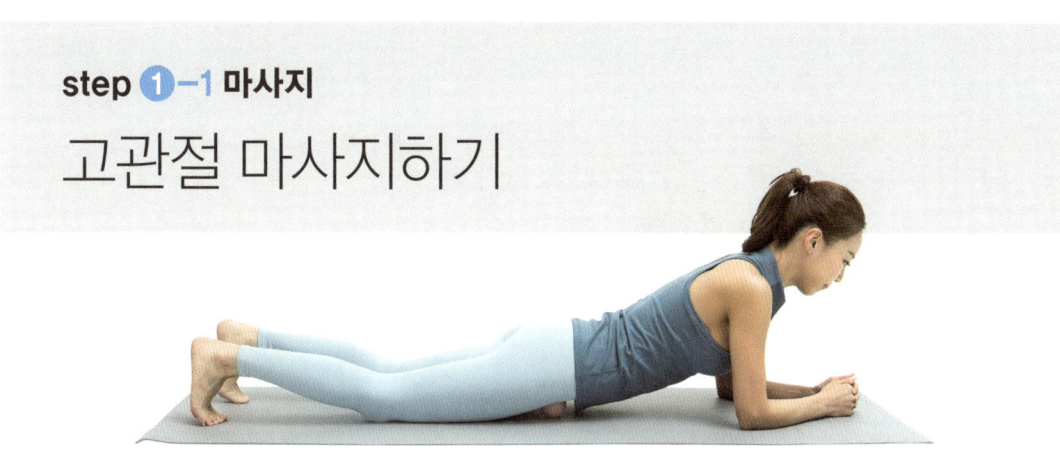

1 마사지볼을 바닥에 놓고 장요근이 있는 부분을 볼에 맞춰 엎드린다. 힘을 빼고 지그시 눌러 10초간 유지한 뒤 반대쪽도 한다.
* 민감한 곳이므로 서서히 누른다.

step 1-2 마사지
허리 마사지하기

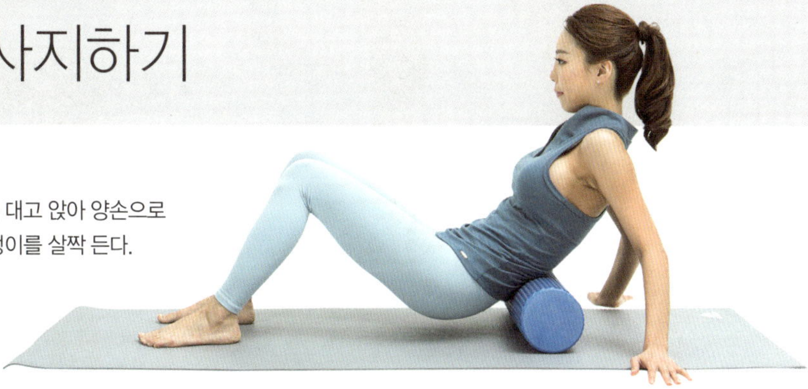

1 허리에 폼롤러를 대고 앉아 양손으로 바닥을 짚고 엉덩이를 살짝 든다.

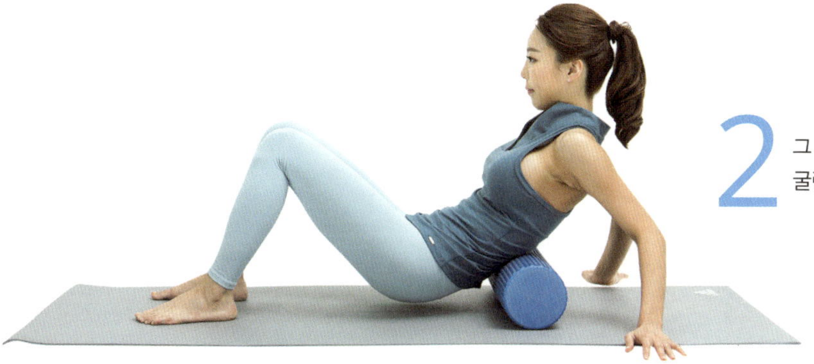

2 그 상태로 폼롤러를 앞뒤로 굴린다. 10회 반복한다.

step ❷-1 스트레칭
무릎 꿇고 몸 앞으로 내밀기

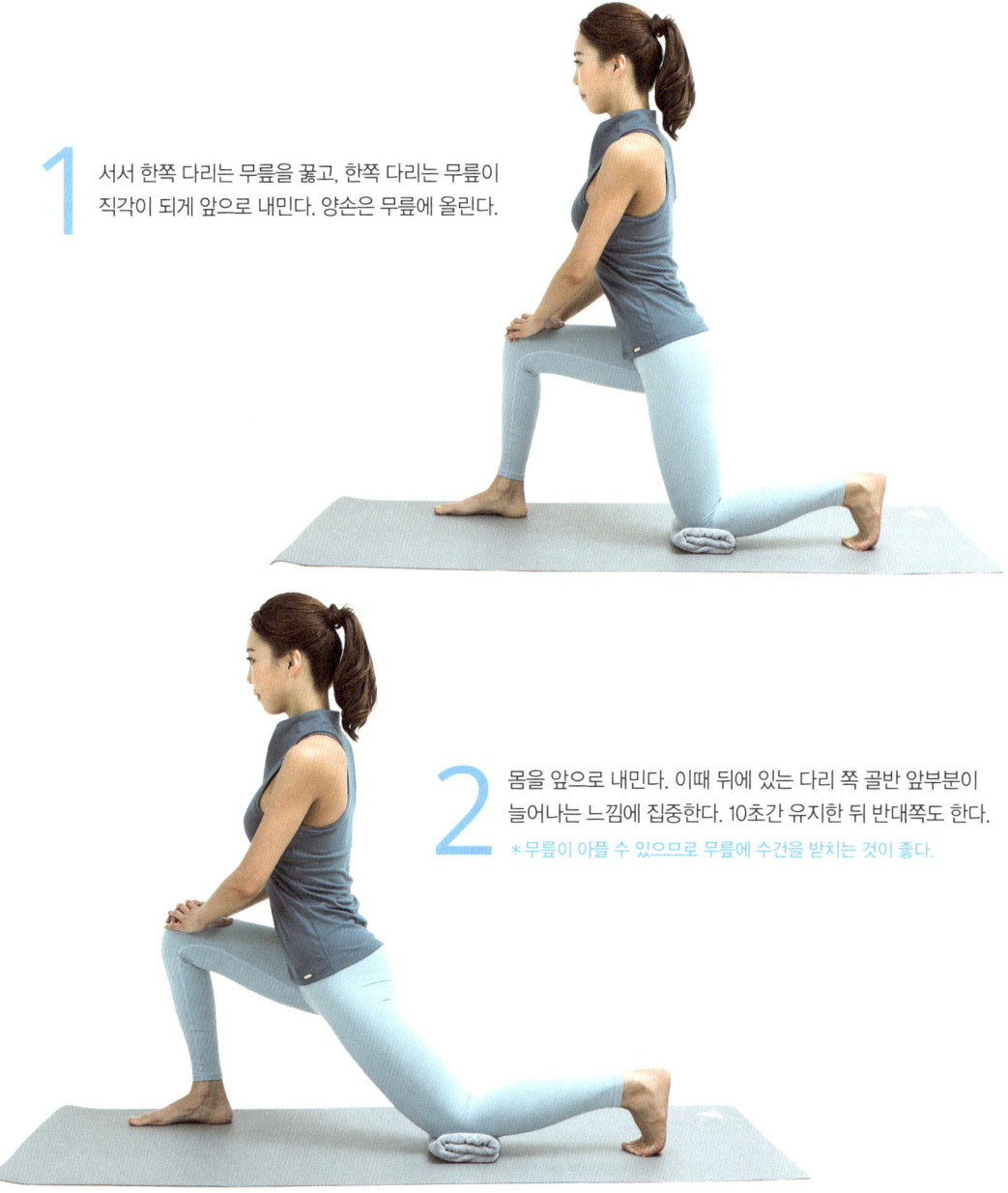

1 서서 한쪽 다리는 무릎을 꿇고, 한쪽 다리는 무릎이 직각이 되게 앞으로 내민다. 양손은 무릎에 올린다.

2 몸을 앞으로 내민다. 이때 뒤에 있는 다리 쪽 골반 앞부분이 늘어나는 느낌에 집중한다. 10초간 유지한 뒤 반대쪽도 한다.
*무릎이 아플 수 있으므로 무릎에 수건을 받치는 것이 좋다.

step ❷-2 스트레칭
무릎 꿇고 엎드려 허리 올리기

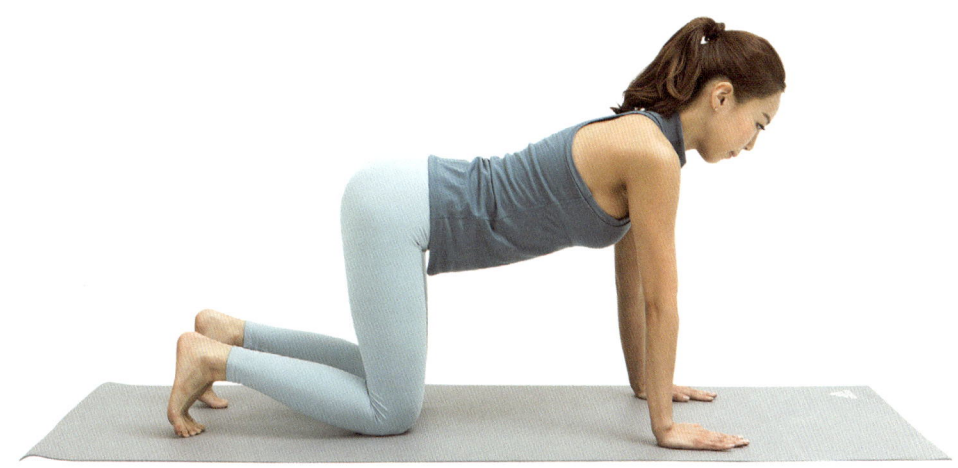

1 무릎과 양손으로 바닥을 짚고 엎드린다.

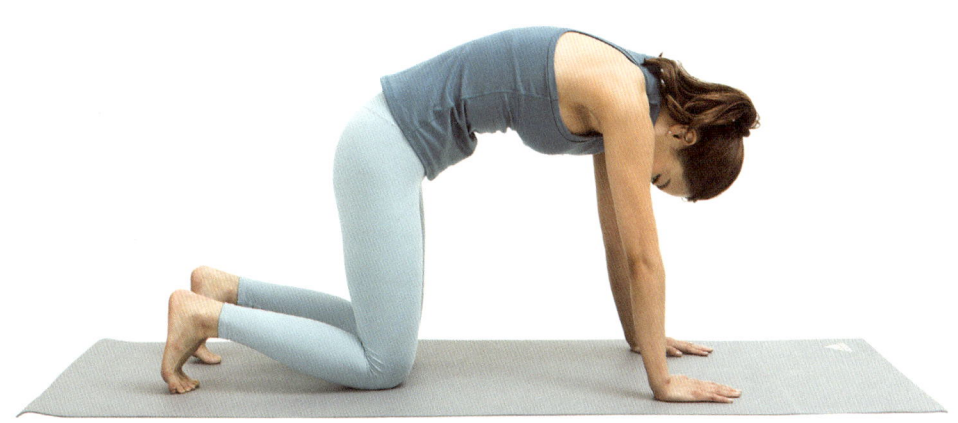

2 허리를 최대한 위로 올린다. 10초간 유지한다.
* 배에는 힘을 주지 않는다.

step 3-1 운동
엉덩이 들기

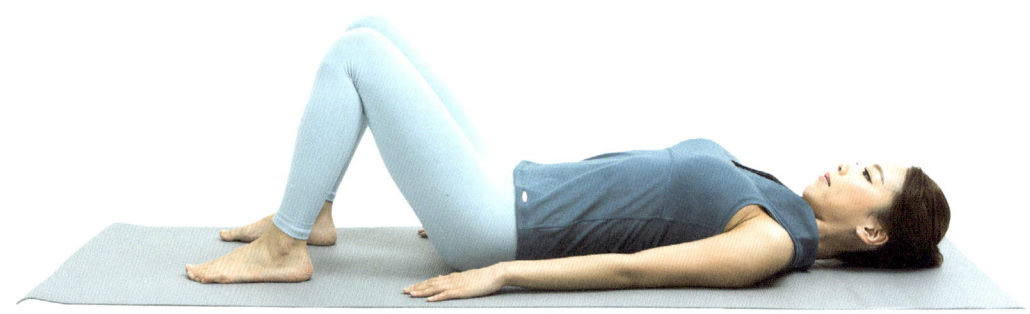

1 바르게 누워 양발을 어깨너비로 벌리고 무릎을 세운다.

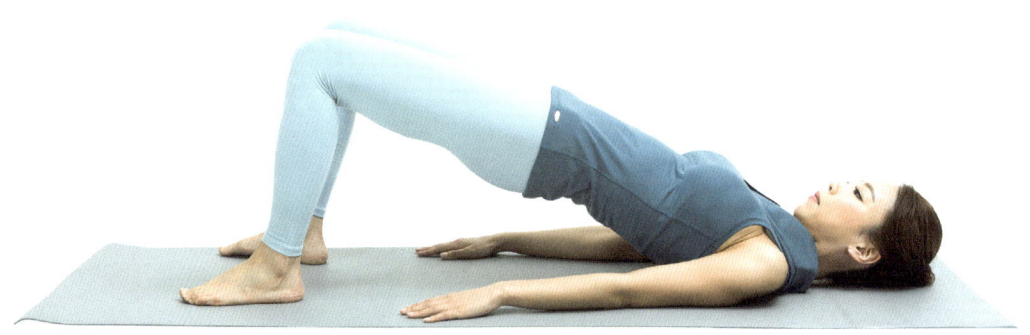

2 뒤꿈치에 힘을 주고 엉덩이를 쭉 들어 올린다.
10~15회 반복한다.
*엉덩이에 힘이 들어갈 때까지 최대한 올린다.

step ❸-2 운동
허리로 바닥 누르기

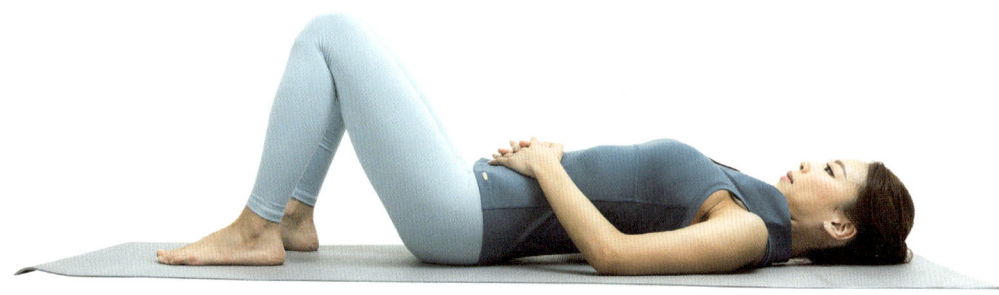

1 바르게 누워 양발을 어깨너비로 벌리고 무릎을 세운다.
양손은 배 위에 올려 힘을 뺀다.

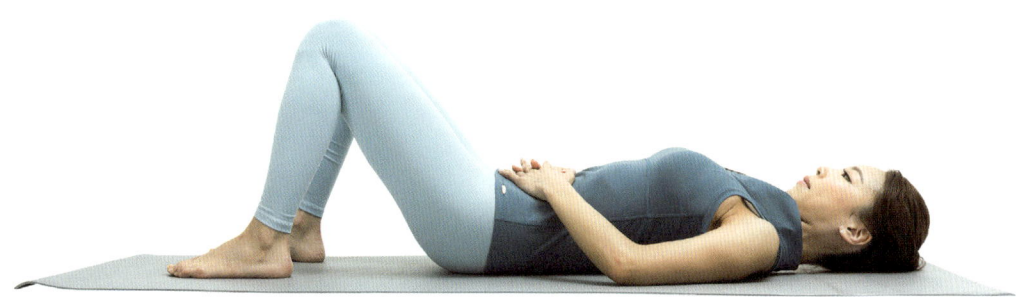

2 허리로 바닥을 누른다는 생각으로 아래로 내린다.
10~15회 반복한다.
＊허리에 수건을 대고 하면 좀 더 쉽다.

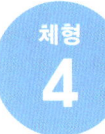

척추측만증을 부르는 S자 허리

척추는 옆에서 보면 S자, 뒤에서 보면 일직선이어야 한다. 다리를 꼬고 앉거나 구부정하게 앉는 등 잘못된 자세가 계속되면, 척추를 지지하는 근육들이 모두 약해지고 좌우 속근육의 균형이 깨져 척추의 선이 무너진다. 증상이 심하지 않다면 교정 운동으로 이를 충분히 예방할 수 있다. 척추가 옆으로 휘는 것은 한쪽 속근육이 짧아지고 반대쪽 속근육이 늘어났기 때문이므로, 양쪽의 속근육을 모두 강화하면 허리를 바로잡을 수 있다.

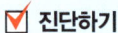

진단하기

등에 드러나는 척추가 일직선이어야 한다. 마른 사람은 척추의 선이 보이지만, 그렇지 않으면 잘 보이지 않으므로 병원에서 진단을 받는 것이 정확하다.

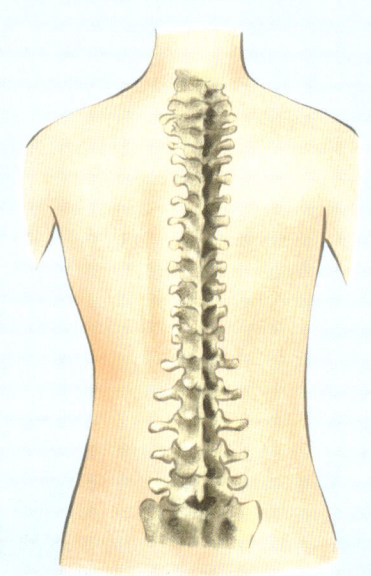

[정상 척추]

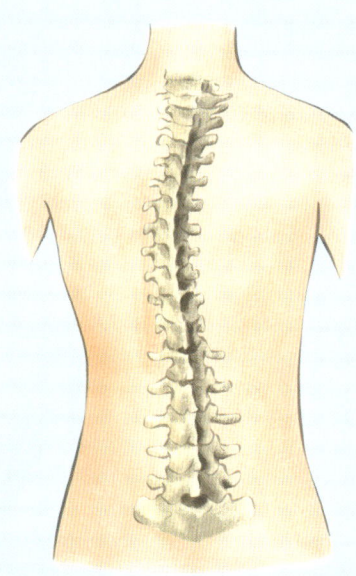

[S자 척추]

step ❶ 마사지
뒤로 구르기

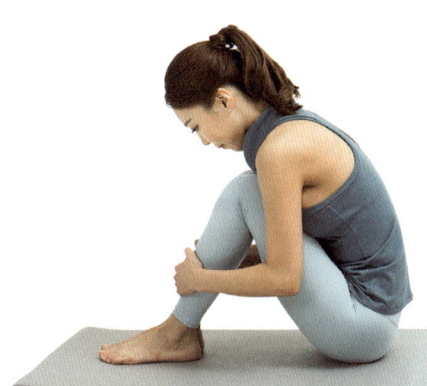

1 양팔로 다리를 감싸고 앉아 등을 최대한 둥글게 만다.

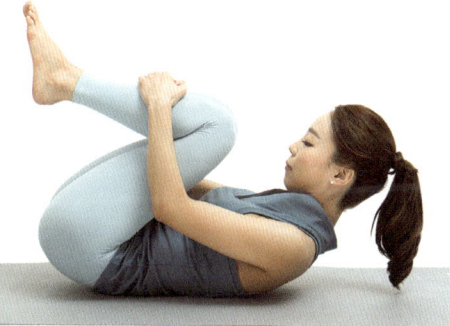

2 척추 하나하나를 누른다는 생각으로 뒤로 구른다.

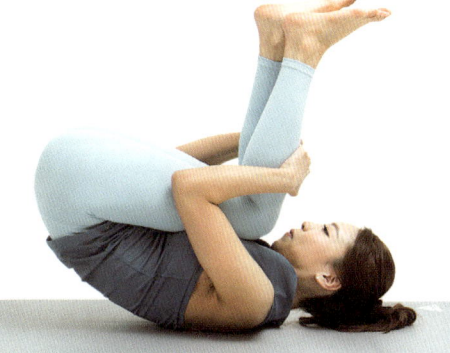

3 목 아래까지 눌러지게 구르고 제자리로 돌아온다. 10회 반복한다.

＊너무 빠르게 구르면 목을 다칠 수 있으니 가볍게 구른다. 매트를 깔고 해야 아프지 않다.

step ❷ 스트레칭
무릎 꿇고 엎드려 허리 올리기

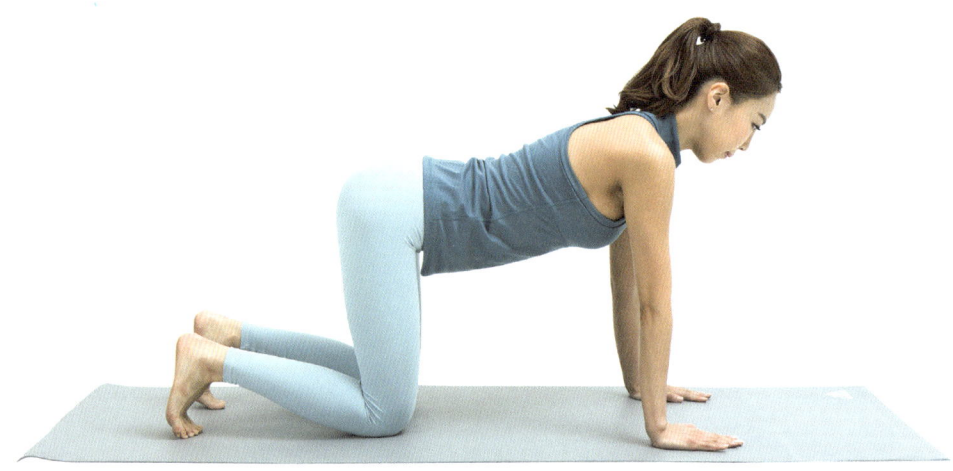

1 무릎과 양손으로 바닥을 짚고 엎드린다.

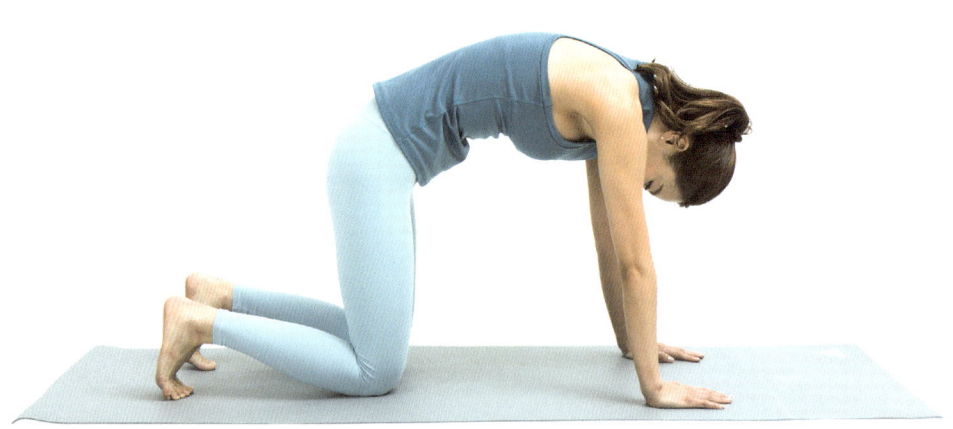

2 허리를 최대한 위로 올린다. 10초간 유지한다.
*배에는 힘을 주지 않는다.

step ③-1 운동
허리로 바닥 누르기

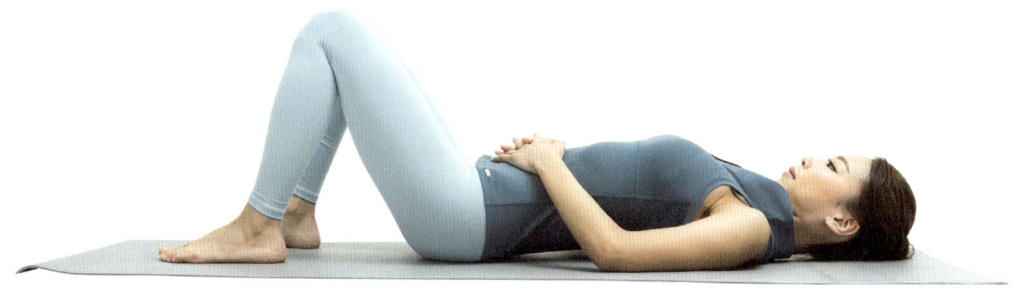

1 바르게 누워 양발을 어깨너비로 벌리고 무릎을 세운다.
양손은 배 위에 올려 힘을 뺀다.

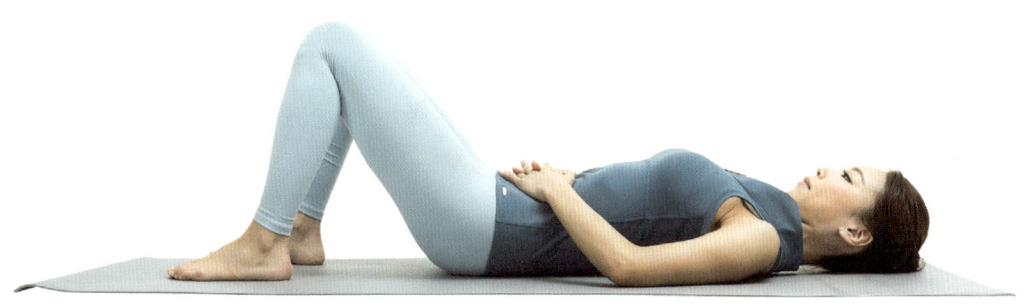

2 허리로 바닥을 누른다는 생각으로 아래로 내린다.
10~15회 반복한다.
*허리에 수건을 대고 하면 좀 더 쉽다.

step ❸-2 운동
팔다리 교차해 들기

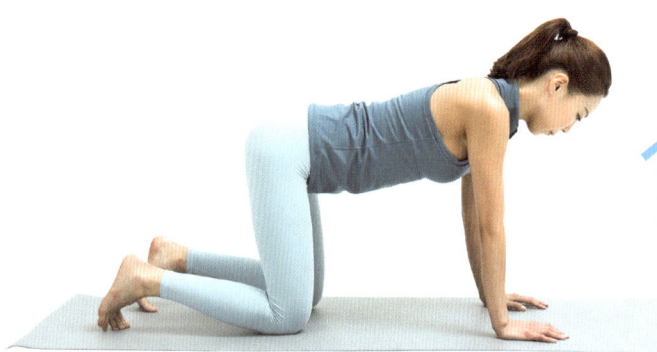

1 무릎과 양손으로 바닥을 짚고 엎드린다.

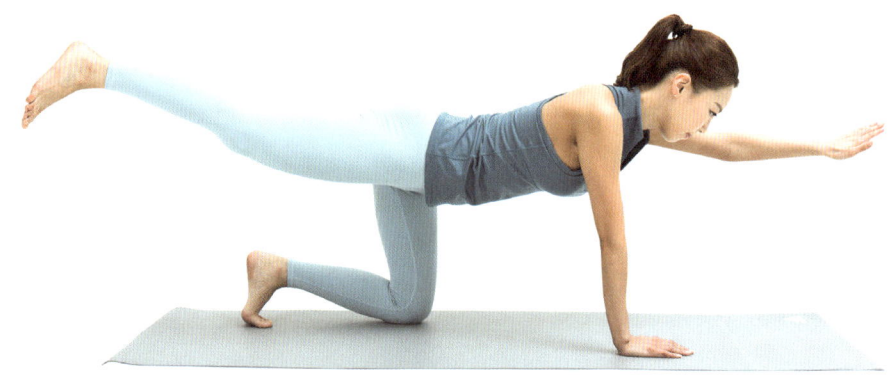

2 몸을 일직선으로 유지하면서 오른팔과 왼쪽 다리를 동시에 앞뒤로 쭉 뻗는다.

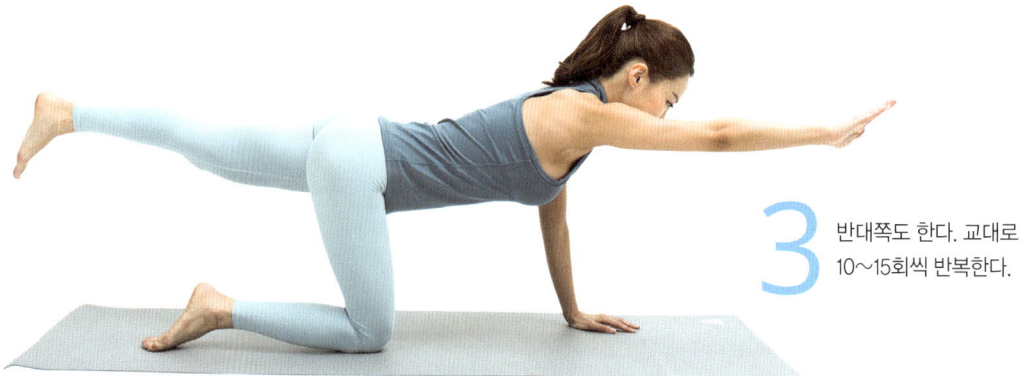

3 반대쪽도 한다. 교대로 10~15회씩 반복한다.

PLUS + 이 운동도 하면 좋아요

플랭크

허리 기능 자체를 강화하면 양쪽 근육의 불균형이 일어나는 것을 예방할 수 있다. 허리의 기능을 강화하는 가장 좋은 운동 중 하나가 플랭크다. 척추측만증이 있다면 먼저 허리 근육을 풀고 본 운동을 한 뒤, 마지막에 플랭크를 하는 것이 좋다.

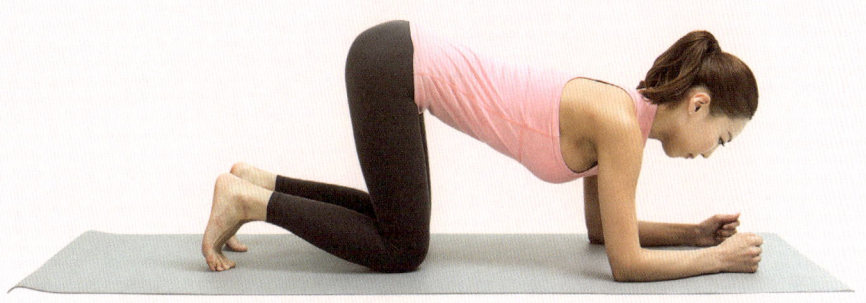

1 팔꿈치와 무릎을 어깨너비로 벌려 바닥을 짚고 엎드린다.

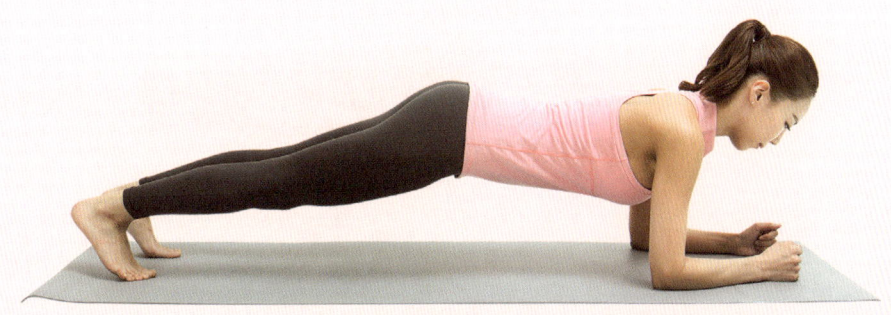

2 다리를 뻗어 몸을 일직선으로 유지한 채 10~20초간 유지한다.

하체 통증의 원인 골반 불균형

골반은 어깨 못지않게 좌우 균형이 중요하다. 골반의 균형이 맞지 않으면 다리 길이도 차이가 나 걸을 때 불편함을 느낄 수 있고, 심하면 고관절과 무릎, 발목 통증이 온다. 여자들은 생리통이 심해질 수도 있다. 골반은 누구나 자주 사용하는 쪽이 있어 어느 정도의 불균형은 있다. 하지만 그대로 방치하면 더 심해질 수 있어 교정이 필요하다. 골반의 균형은 이상근, 중둔근과 관련이 깊다. 뭉친 이상근을 풀어주고 약해진 중둔근을 강화한다.

☑ 진단하기

1 누워서 무릎을 세운다.
2 한쪽 발을 반대쪽 무릎 위에 올린다.
3 바닥에 댄 다리의 허벅지를 양손으로 깍지 껴서 잡고 몸 쪽으로 당긴다. 좌우의 당기는 정도를 비교해 더 당기는 쪽으로 골반이 틀어졌다고 볼 수 있다.

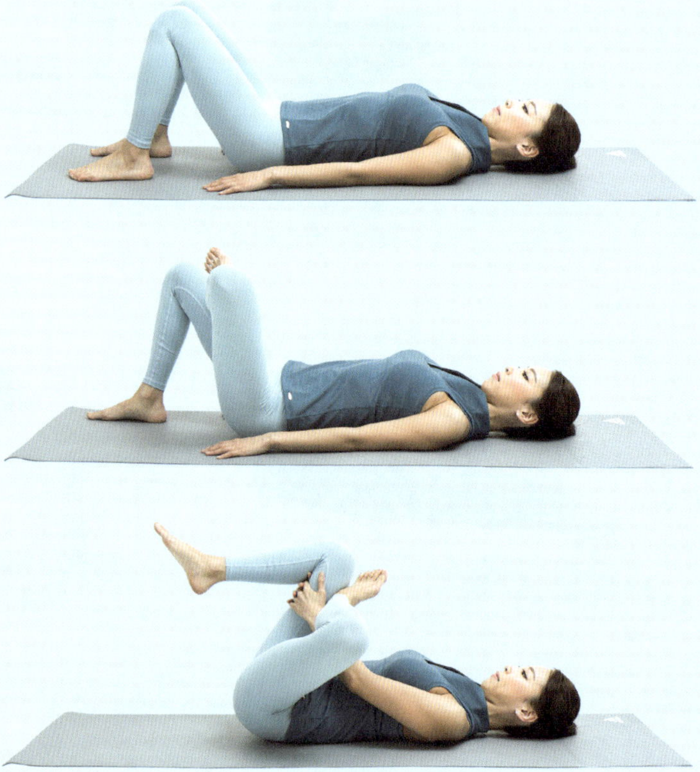

step ❶ 마사지
엉덩이 마사지하기

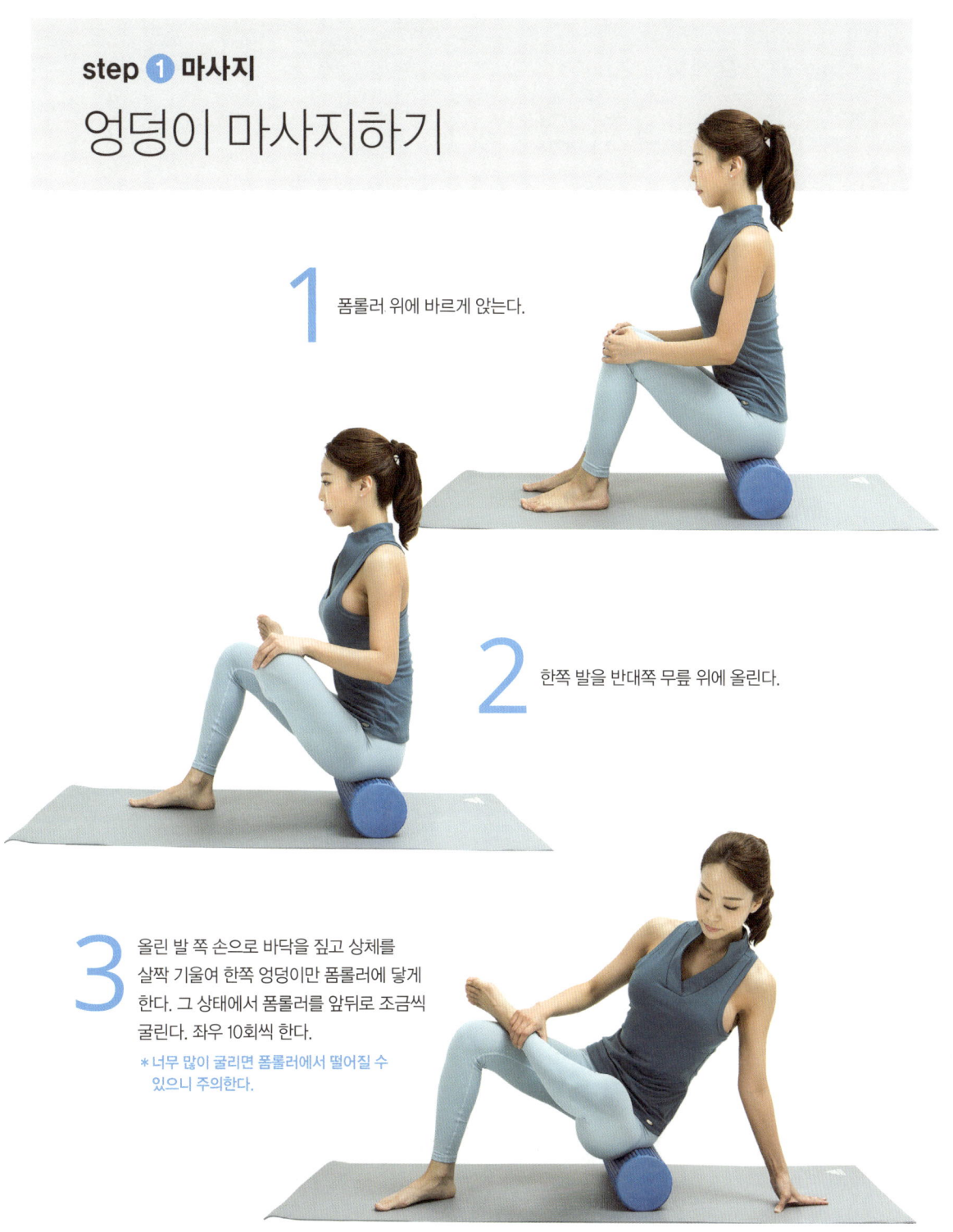

1 폼롤러 위에 바르게 앉는다.

2 한쪽 발을 반대쪽 무릎 위에 올린다.

3 올린 발 쪽 손으로 바닥을 짚고 상체를 살짝 기울여 한쪽 엉덩이만 폼롤러에 닿게 한다. 그 상태에서 폼롤러를 앞뒤로 조금씩 굴린다. 좌우 10회씩 한다.

　*너무 많이 굴리면 폼롤러에서 떨어질 수 있으니 주의한다.

step ❷ 스트레칭
누워서 허벅지 당기기

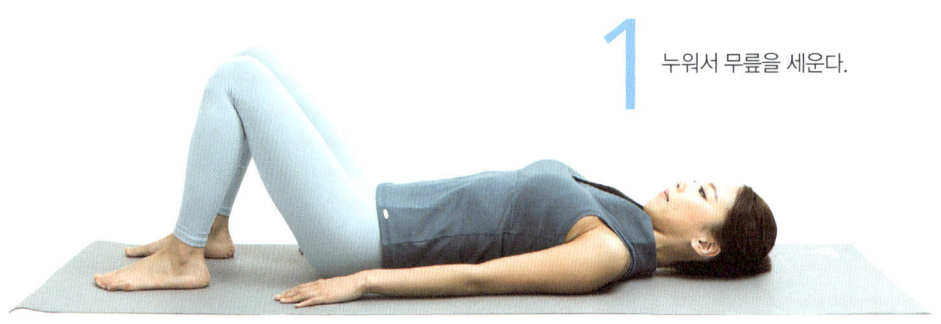

1 누워서 무릎을 세운다.

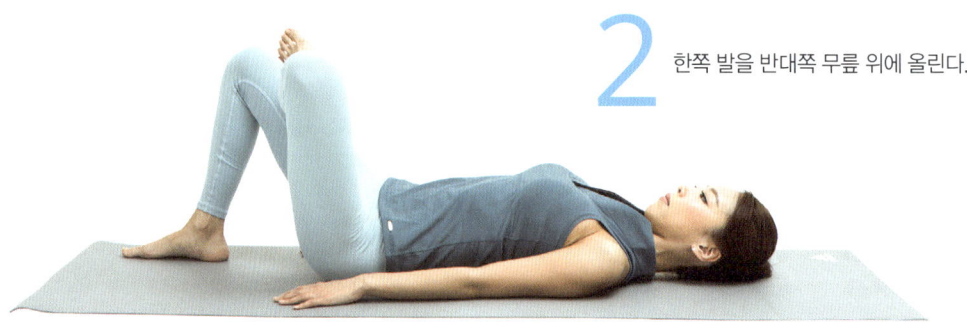

2 한쪽 발을 반대쪽 무릎 위에 올린다.

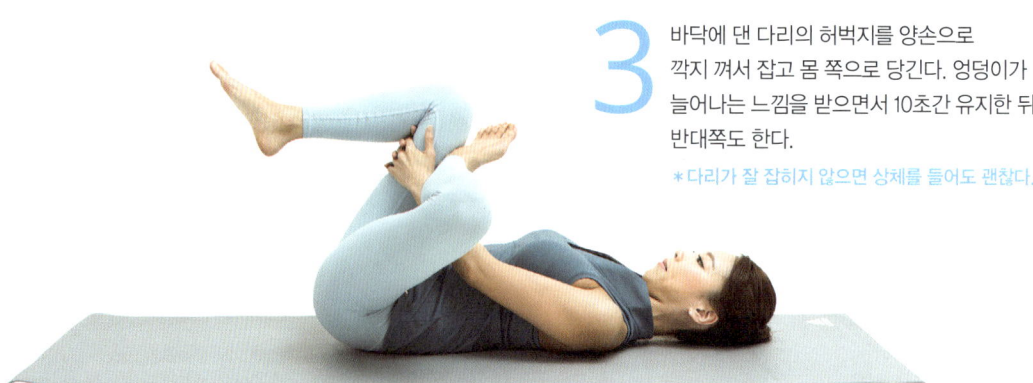

3 바닥에 댄 다리의 허벅지를 양손으로 깍지 껴서 잡고 몸 쪽으로 당긴다. 엉덩이가 늘어나는 느낌을 받으면서 10초간 유지한 뒤 반대쪽도 한다.

*다리가 잘 잡히지 않으면 상체를 들어도 괜찮다.

step ❸ 운동
스쿼트

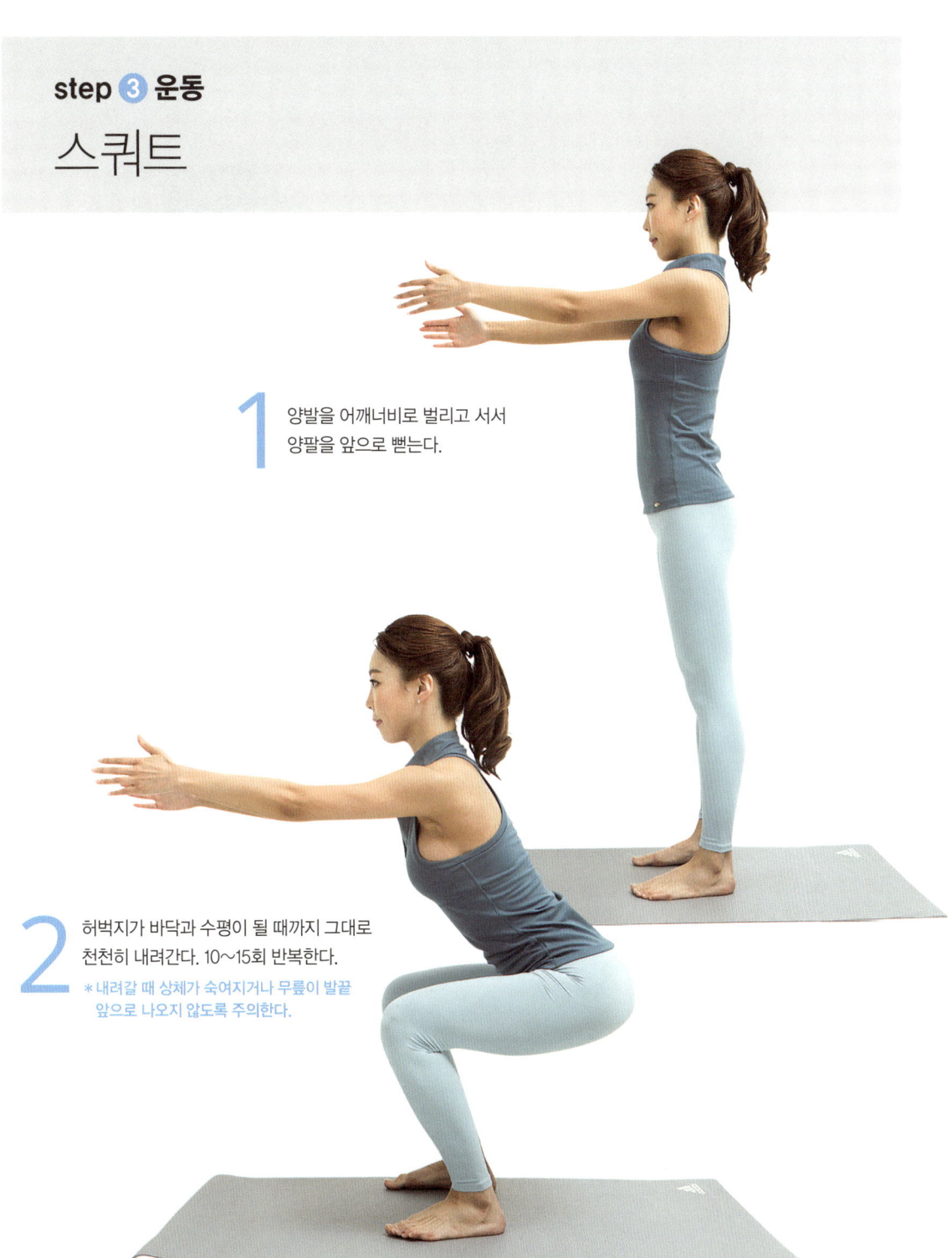

1 양발을 어깨너비로 벌리고 서서 양팔을 앞으로 뻗는다.

2 허벅지가 바닥과 수평이 될 때까지 그대로 천천히 내려간다. 10~15회 반복한다.
  * 내려갈 때 상체가 숙여지거나 무릎이 발끝 앞으로 나오지 않도록 주의한다.

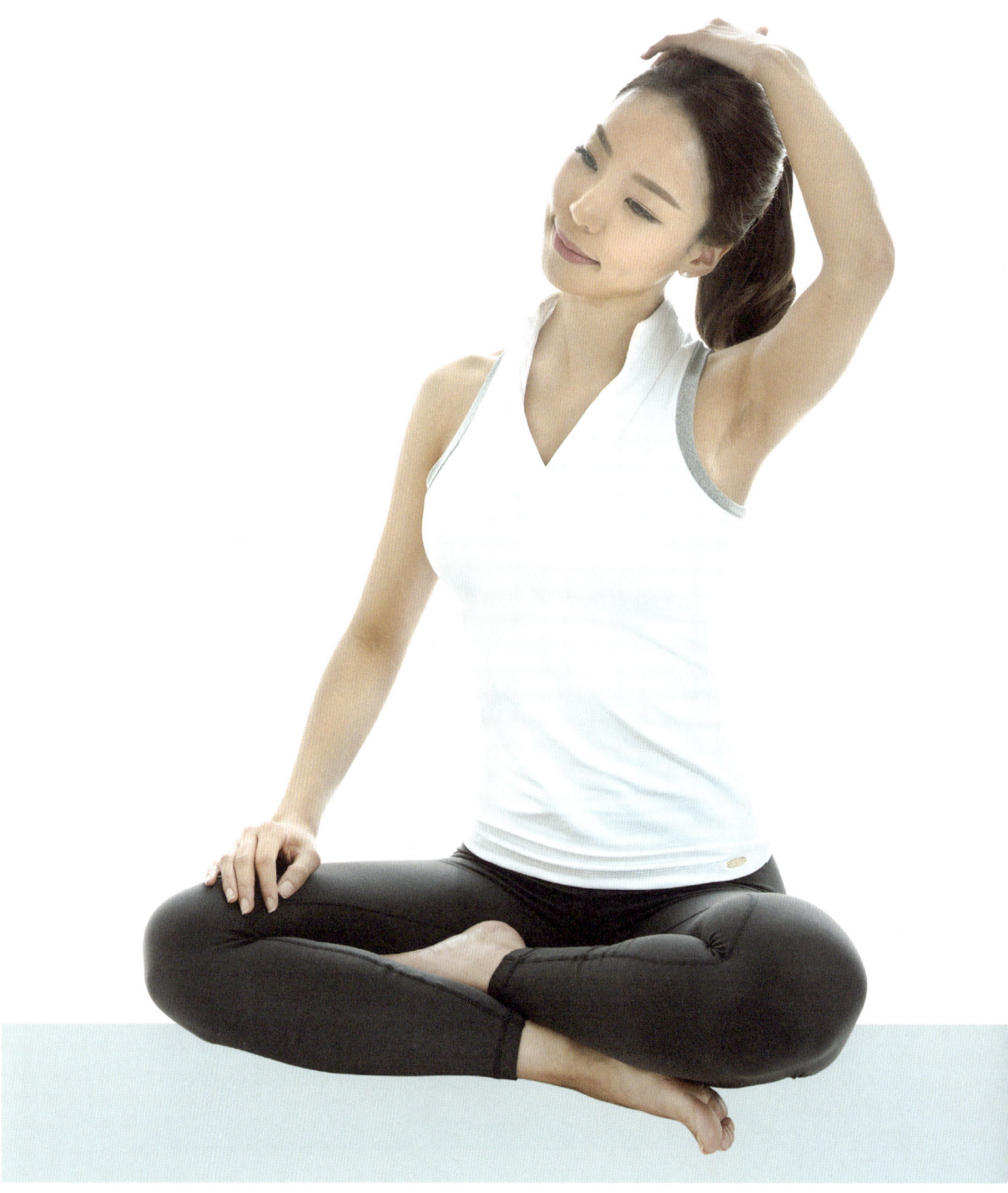

PART

4

통증을 예방하는 속근육 강화 운동

아프지 않고 건강하려면 몸속 깊숙이 있는 속근육이 튼튼해야 한다. 속근육이 약해지면 겉근육은 물론 관절에도 영향을 미쳐 여기저기 통증이 생긴다. 매일매일 조금씩 속근육을 운동하면 생활 속에서 또는 나이 들면서 찾아오는 통증들을 예방할 수 있다.

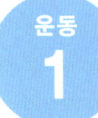

운동 1 바르고 부드러운 목 만들기

컴퓨터 앞에 장시간 앉아있거나 스마트폰을 오래 보는 현대인은 고개가 앞으로 나오면서 목의 앞쪽 근육은 늘어나고 뒤쪽 근육은 줄어들어 거북목이 되기 쉽다. 거북목이 되면 뒷목과 어깨가 뻐근하고 두통이 오기도 한다. 가벼운 운동으로 목의 앞뒤 근육을 단련해 늘어나거나 줄어든 근육을 되돌린다. 평소 꾸준히 하면 거북목을 예방할 수 있다.

누워서 머리 들기

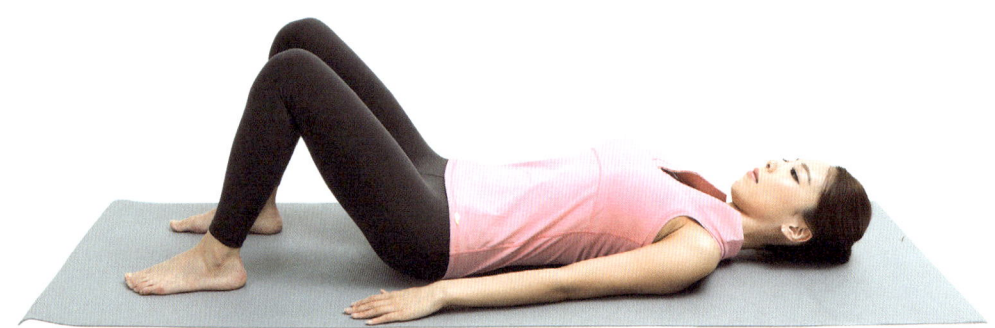

1 바르게 누워 양발을 어깨너비로 벌리고 무릎을 세운다.

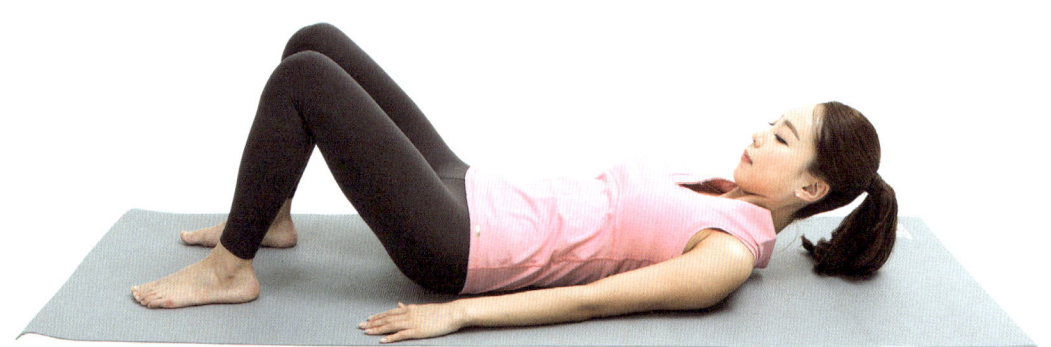

2 머리를 앞으로 숙인다는 생각으로 턱을 당겨 살짝 든다. 10초간 유지한다.
* 목 근육은 약해서 무리하면 다칠 수 있다. 머리를 들고 10초 이상 유지하지 않는다.

엎드려서 머리 들기

1 이마를 바닥에 대고 엎드린다.

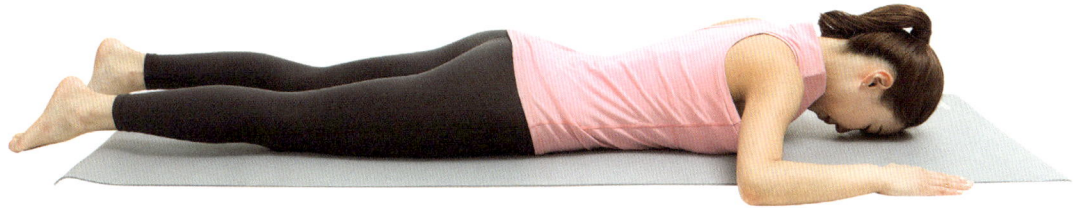

2 어깨는 움직이지 말고 머리만 살짝 든다.
10초간 유지한다.
* 머리를 들고 10초 이상 유지하지 않는다.

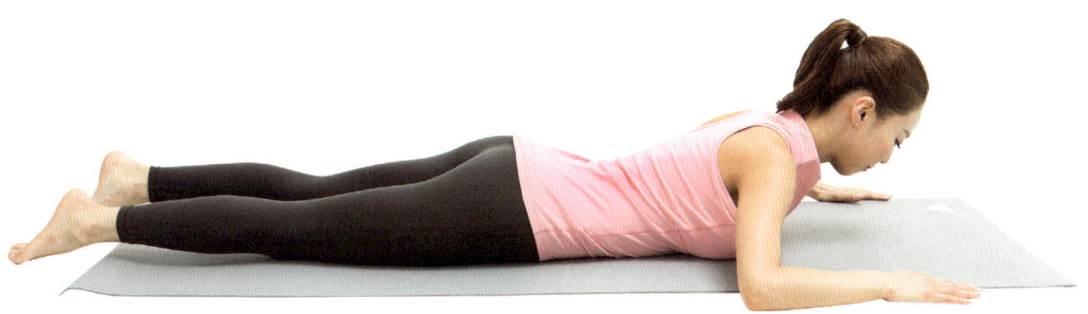

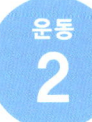

안정적인 어깨 만들기

어깨 관절은 관절 중에서 가동 범위가 가장 크다. 많이 움직이는 만큼 약해지기도 쉬워 어깨 주변의 근육을 강화하는 것이 중요하다. 어깨의 움직임은 보통 날개뼈라고 부르는 견갑골과 팔뼈인 상완골에 의해 이루어진다. 어깨의 속근육 운동도 크게 견갑골 운동과 상완골 운동으로 나뉜다. 몸통 들기, 팔 돌리기 등을 하면 좋다.

팔 밖으로 돌리기

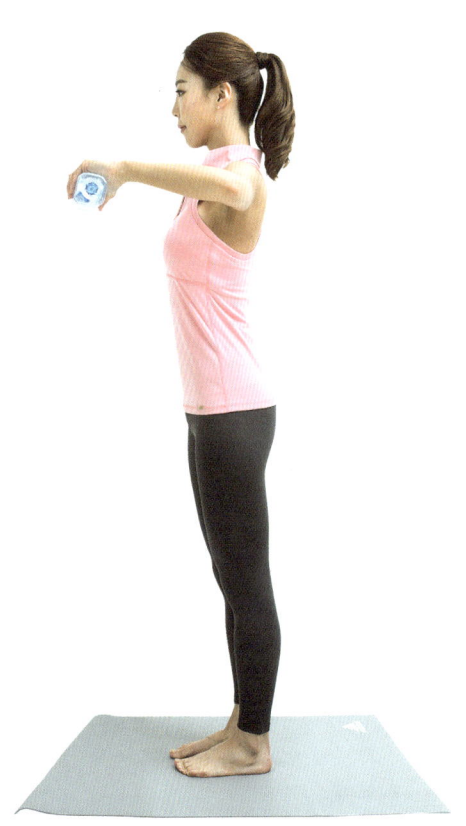

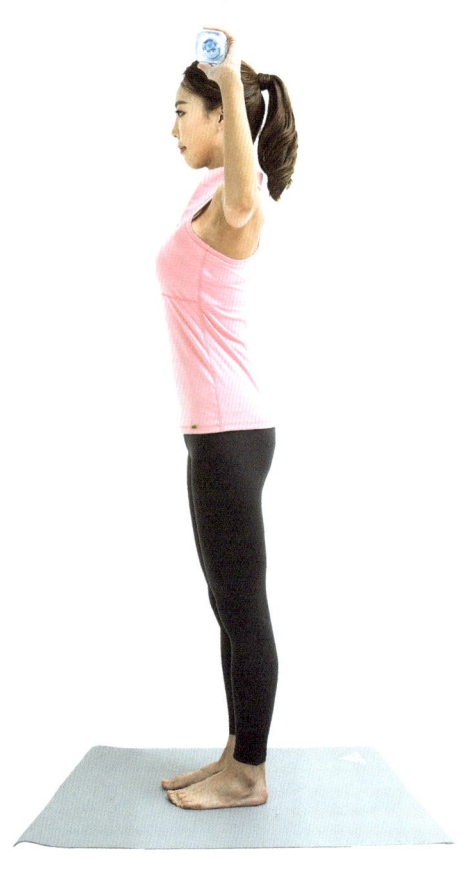

1 서서 한 손에 페트병을 잡고 팔을 직각으로 굽혀 옆으로 수평이 되게 든다.

2 어깨와 팔꿈치는 움직이지 말고 손만 90도 올렸다가 내린다. 좌우 15회씩 반복한다.
＊어깨가 올라가지 않도록 주의한다.

네 발로 기기

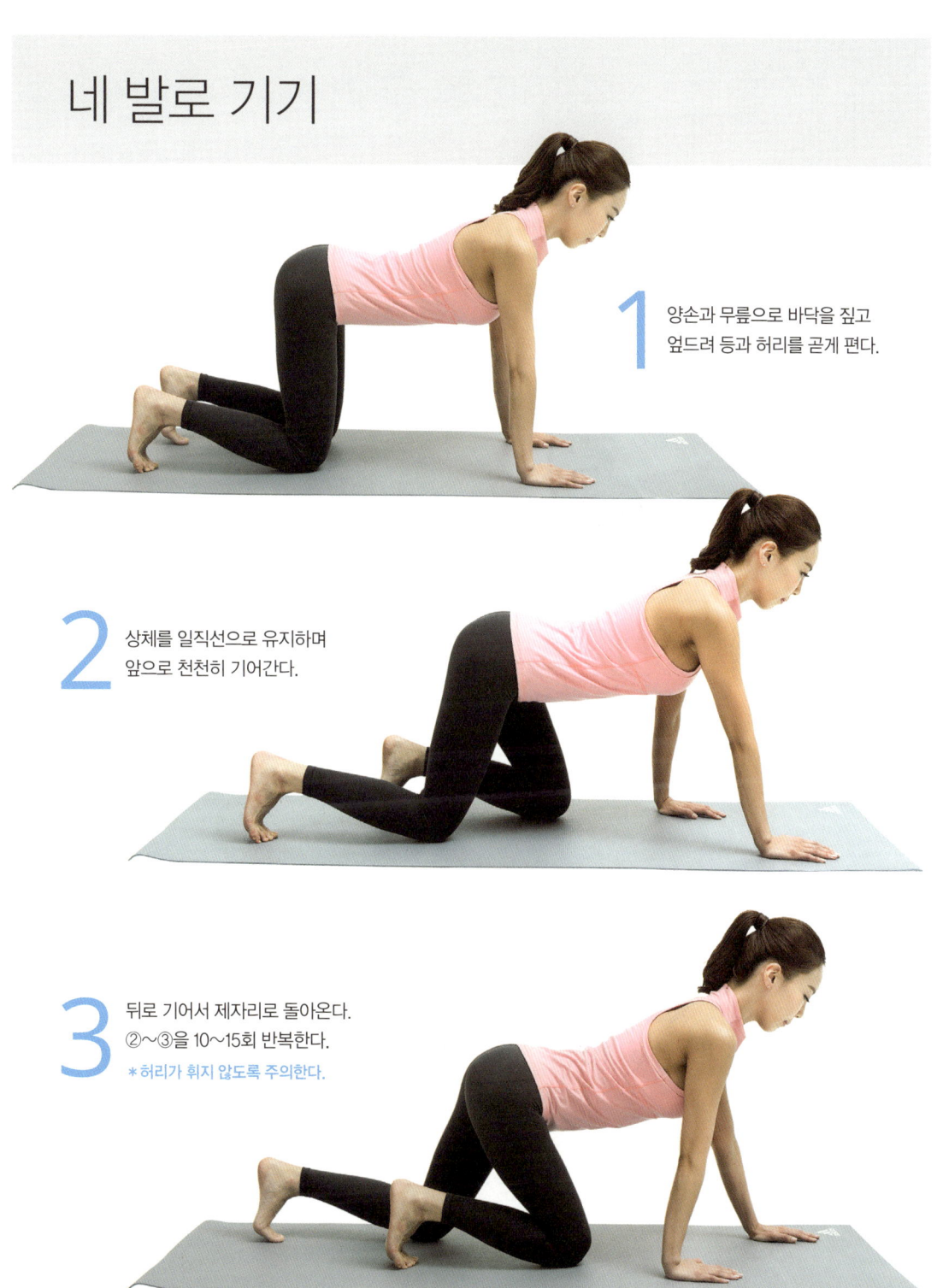

1 양손과 무릎으로 바닥을 짚고 엎드려 등과 허리를 곧게 편다.

2 상체를 일직선으로 유지하며 앞으로 천천히 기어간다.

3 뒤로 기어서 제자리로 돌아온다.
②~③을 10~15회 반복한다.
*허리가 휘지 않도록 주의한다.

무릎 꿇고 엎드려 몸통 들기

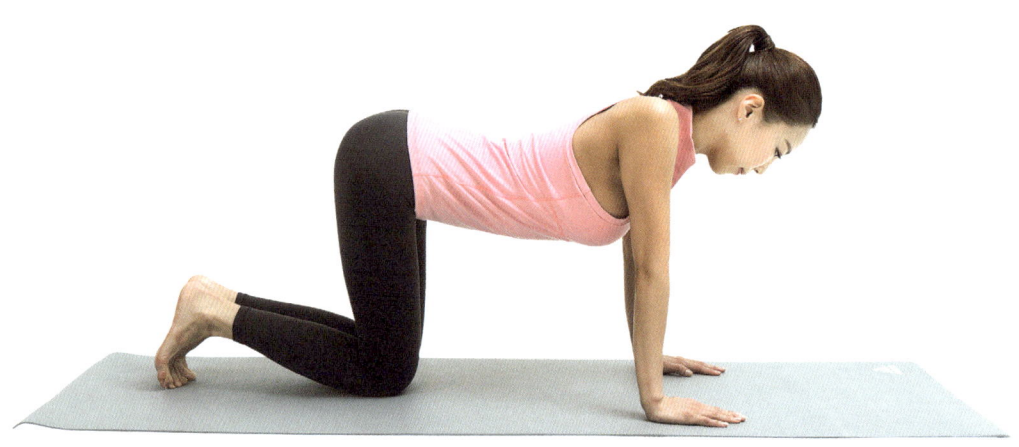

1 양손과 무릎으로 바닥을 짚고 엎드려 등과 허리를 아래로 내린다.

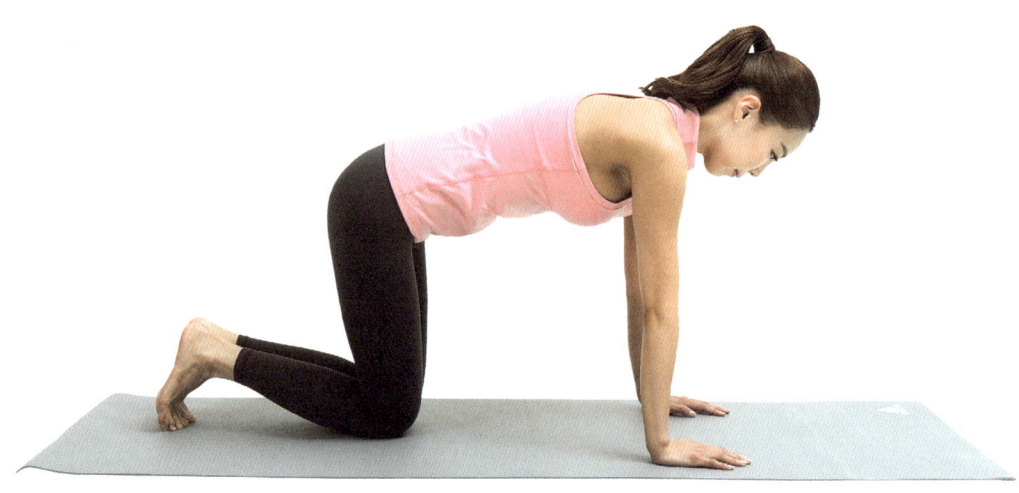

2 등을 최대한 위로 올렸다가 내린다. 10~15회 반복한다.
*팔꿈치가 굽혀지지 않도록 주의한다.

다리 뻗고 엎드려 몸통 들기

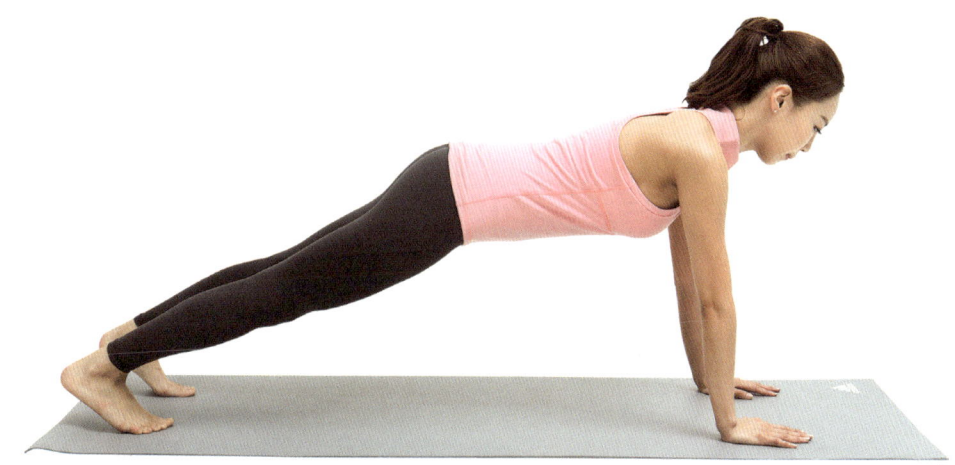

1 양손으로 바닥을 짚고 두 다리를 쭉 뻗는다. 손과 발은 어깨너비로 벌리고, 몸은 일직선이 되게 한다.

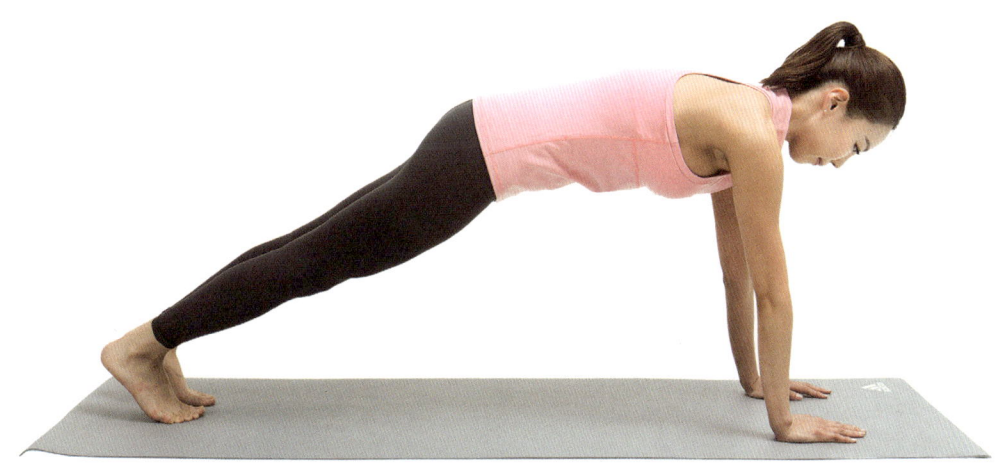

2 등을 최대한 위로 올렸다가 내린다. 10~15회 반복한다.
*팔꿈치가 굽혀지지 않도록 주의한다.

운동 3 곧은 등 만들기

등에 있는 근육들이 늘어나면 몸을 잡아주지 못해 등이 굽고, 등이 굽으면 자연스럽게 견갑골도 벌어진다. 곧은 등을 유지하려면 굽은 등을 펴는 운동과 벌어진 견갑골을 모으는 운동을 함께 해야 한다. 등은 굽기 쉬워서 평소 바른 자세를 유지하는 것도 중요하다. 스마트폰을 오래 보는 습관도 등을 굽게 한다.

엎드려서 팔 들기

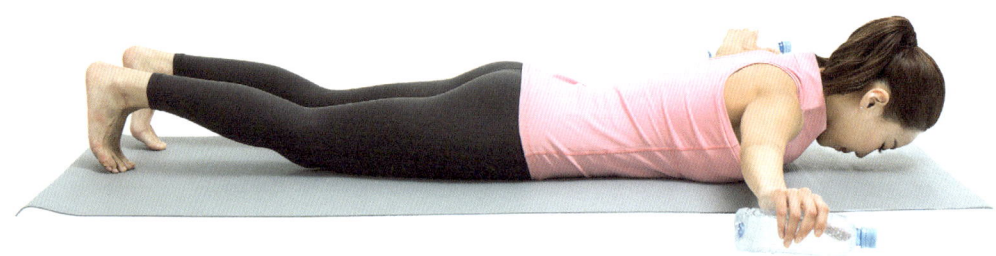

1 엎드려서 양손에 페트병을 잡고 양팔을 옆으로 벌린다.

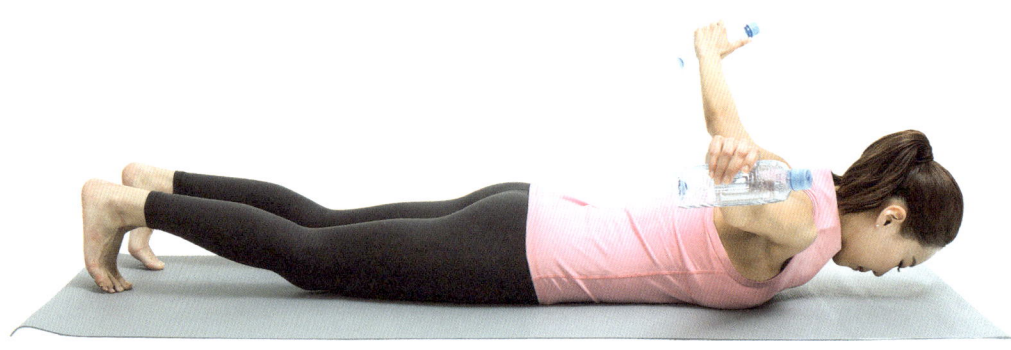

2 양팔을 뒤로 모은다는 생각으로 들어 올린다. 10~15회 반복한다.
* 견갑골이 접히는 느낌이 들도록 팔을 최대한 올린다.

엎드려서 상체 들기

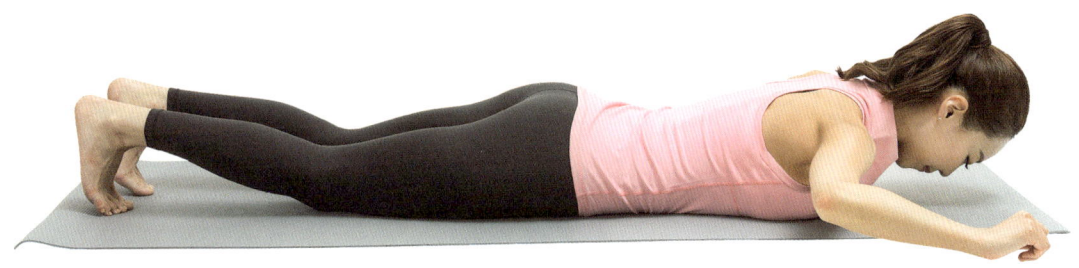

1 엎드려서 양팔을 굽혀 옆으로 벌린다.

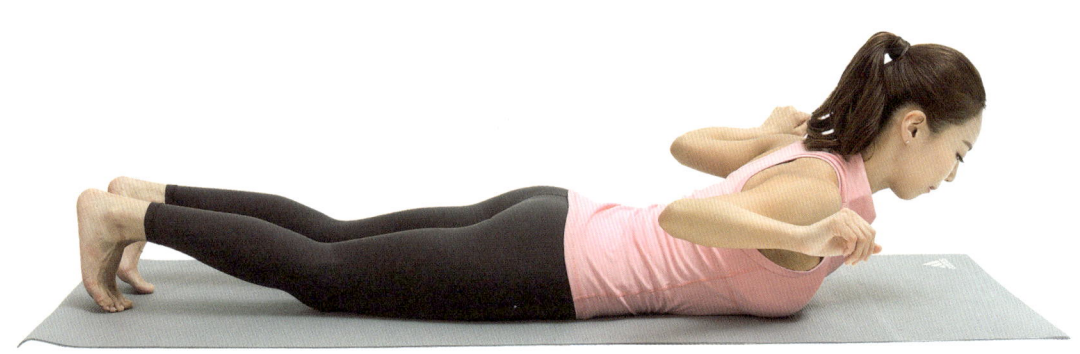

2 상체를 들면서 양팔을 들어 팔꿈치를 맞댄다는 생각으로 뒤로 모은다. 10~15회 반복한다.
*견갑골이 접히는 느낌이 들도록 팔을 최대한 뒤로 젖힌다.

 ## 운동 4 — 튼튼한 허리 만들기

몸의 중심인 허리는 몸을 지탱하는 만큼 많은 근육들이 모여 있다. 허리 근육이라고 하면 뒤쪽 근육만 생각하기 쉽지만, 앞, 뒤, 옆의 근육들이 복대처럼 허리 전체를 감싸고 있다. 허리는 매우 중요한 부분이므로 평소 관리가 필수다. 앞과 뒤, 옆의 근육을 모두 운동해 허리 전체를 강화한다.

무릎 모아 좌우로 돌리기

1 바르게 누워 다리를 모으고 무릎을 세운다.

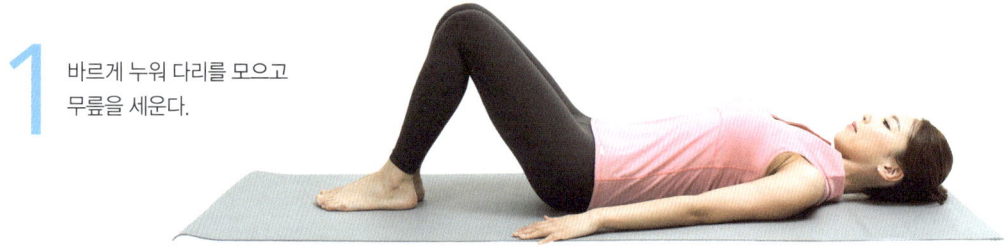

2 무릎을 붙인 채 두 다리를 한쪽으로 최대한 내린다.

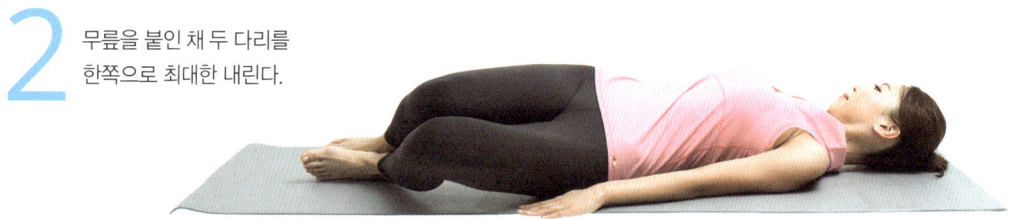

3 제 자리로 돌아와 반대쪽으로 내린다. 좌우 교대로 10~15회씩 반복한다.
* 어깨가 바닥에서 떨어지지 않도록 주의한다.

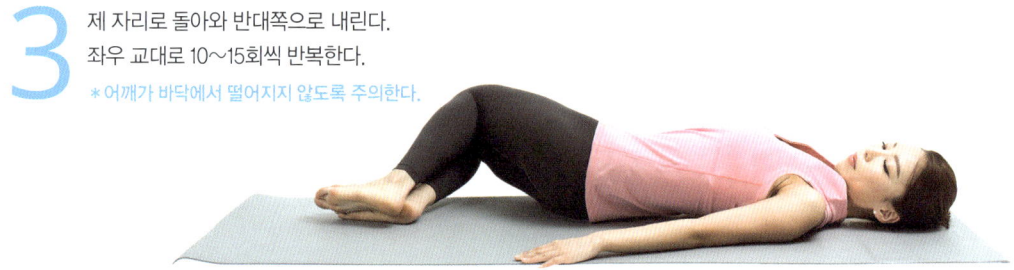

옆으로 누워 엉덩이 들기

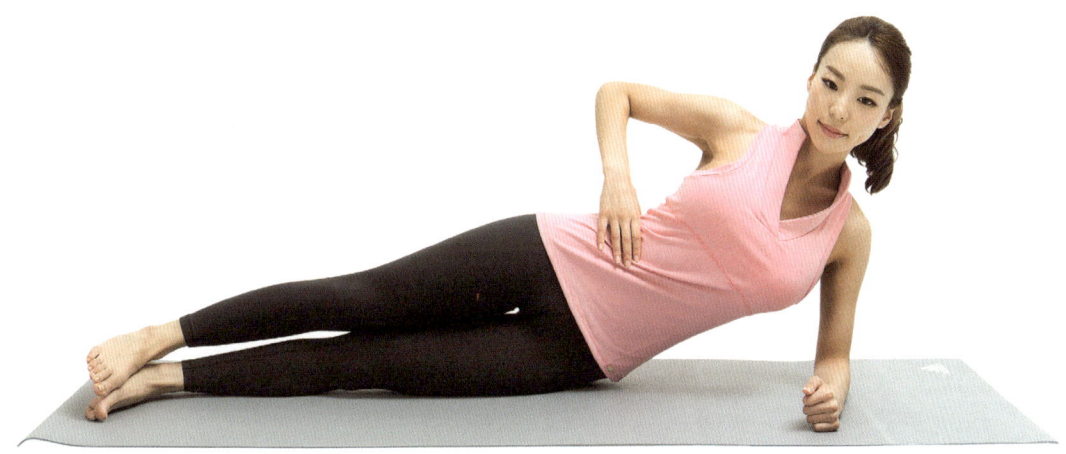

1 다리를 모으고 옆으로 누워, 한쪽 팔로 상체를 받치고 다른 쪽 손은 허리에 댄다.

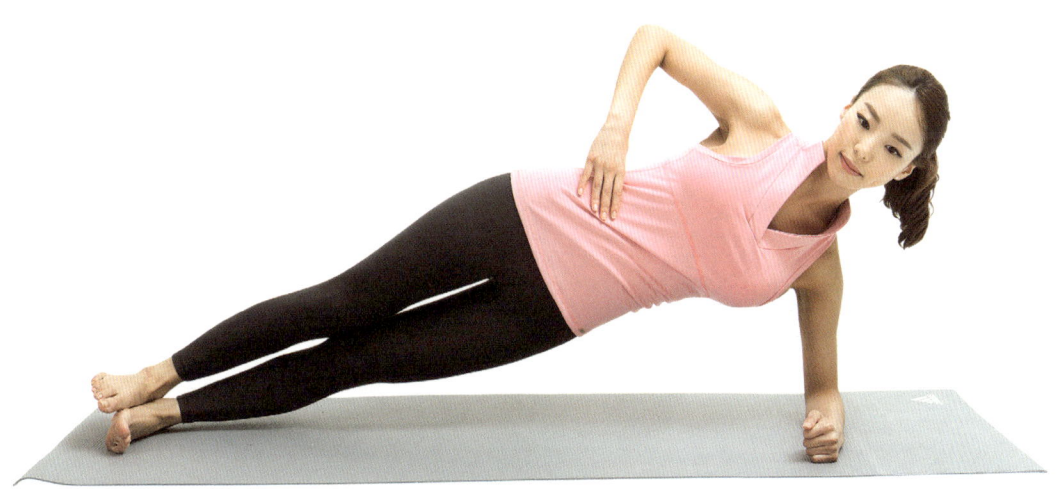

2 몸을 일직선으로 유지하면서 엉덩이를 든다. 좌우 10~15회씩 반복한다.

* 균형을 잡기 힘들면 다리를 앞뒤로 벌린다.

허리로 바닥 누르기

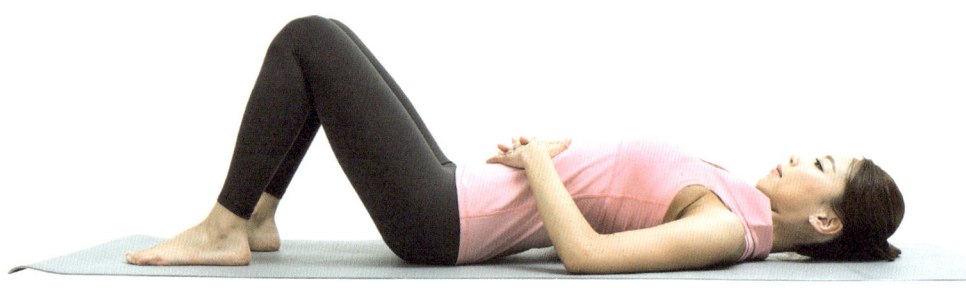

1 바르게 누워 양발을 어깨너비로 벌리고 무릎을 세운다.
양손은 배 위에 올려 힘을 뺀다.

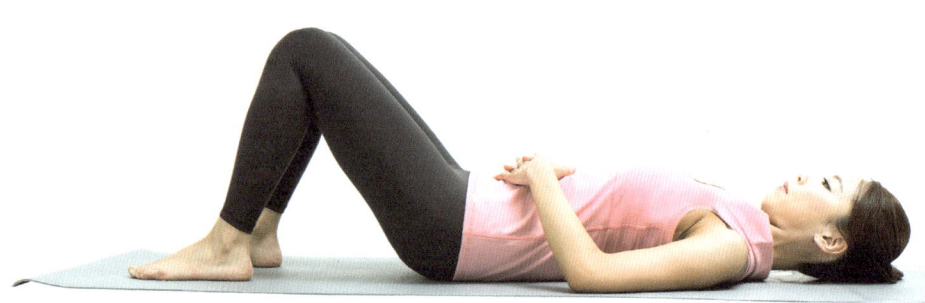

2 허리로 바닥을 누른다는 생각으로 아래로 내린다.
10~15회 반복한다.
*허리에 수건을 대고 하면 좀 더 쉽다.

플랭크

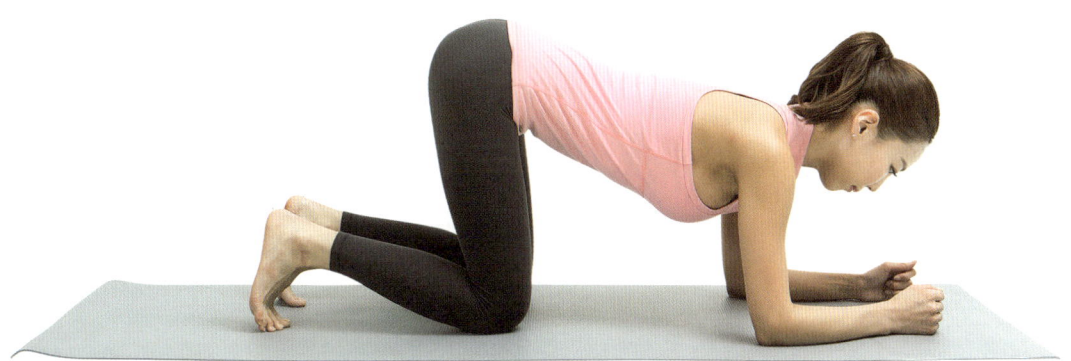

1 팔꿈치와 무릎을 어깨너비로 벌려 바닥을 짚고 엎드린다.

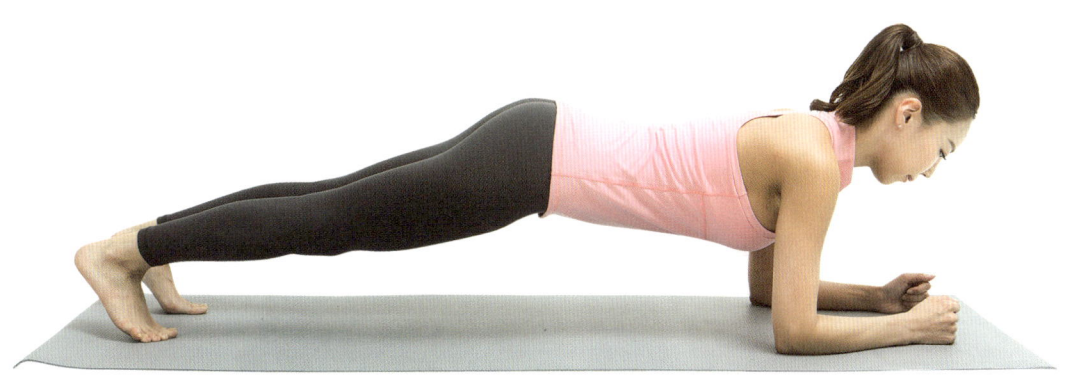

2 다리를 뻗어 몸을 일직선으로 유지한 채 10~20초간 유지한다.

할로우 보디(Hollow body)

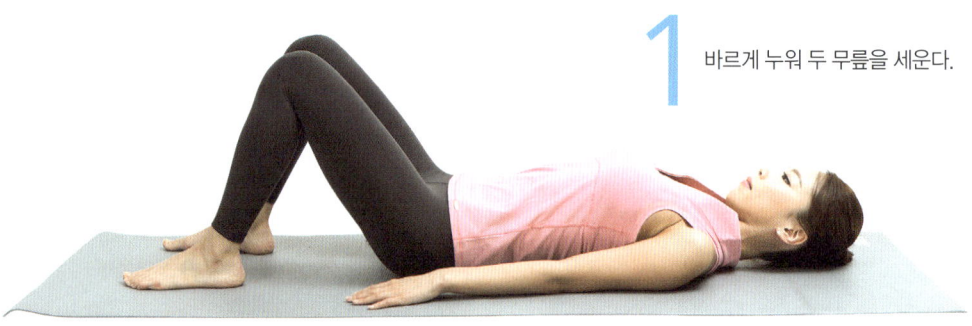

1 바르게 누워 두 무릎을 세운다.

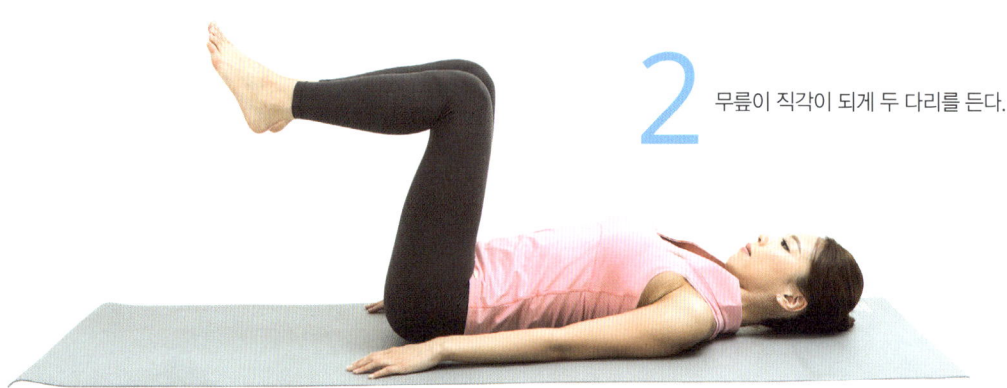

2 무릎이 직각이 되게 두 다리를 든다.

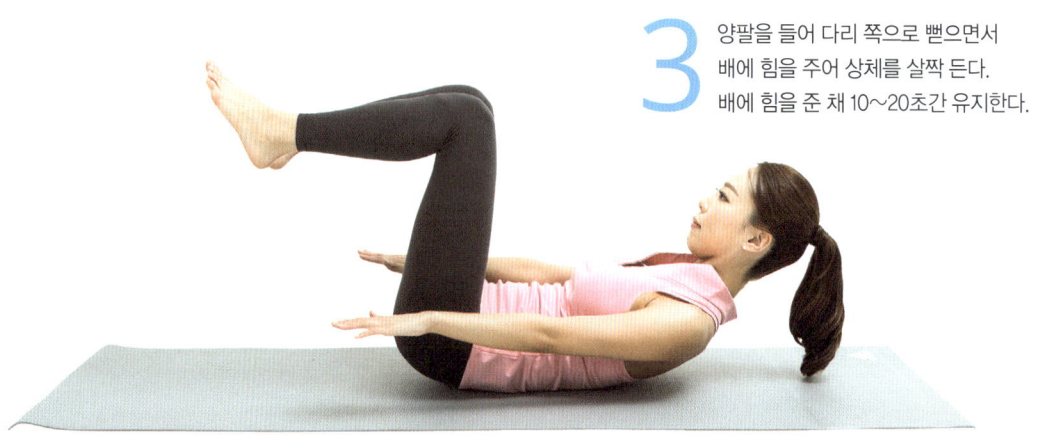

3 양팔을 들어 다리 쪽으로 뻗으면서 배에 힘을 주어 상체를 살짝 든다. 배에 힘을 준 채 10~20초간 유지한다.

PLUS+ 이 운동도 하면 좋아요

무릎 꿇고 몸 앞으로 내밀기

요추 앞에 붙어서 허리를 잡아주는 장요근을 스트레칭하면 근육이 유연해지면서 허리가 튼튼해진다. 특히 장시간 운전을 하거나 오랫동안 앉아있으면 장요근이 짧아져 허리가 계속 긴장하게 되는데, 이때 장요근 스트레칭을 하면 도움이 된다.

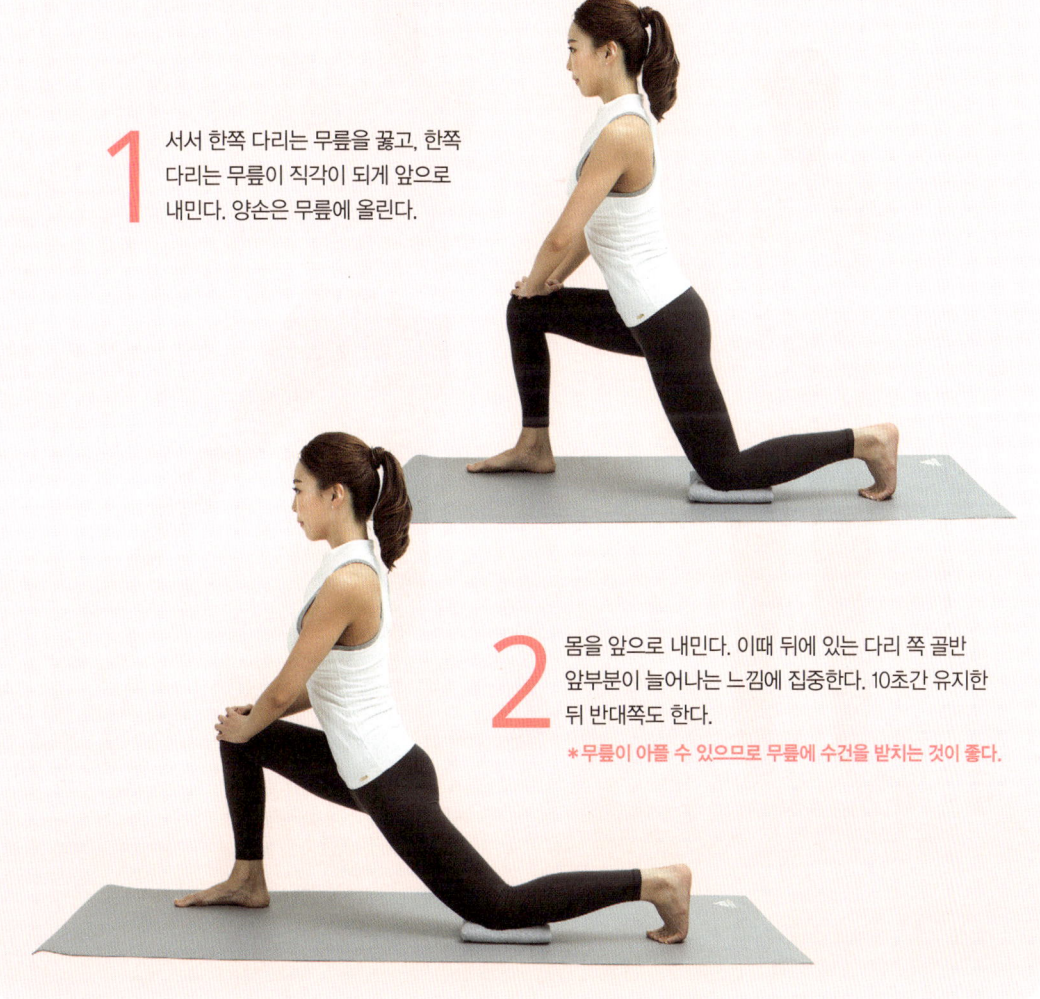

1 서서 한쪽 다리는 무릎을 꿇고, 한쪽 다리는 무릎이 직각이 되게 앞으로 내민다. 양손은 무릎에 올린다.

2 몸을 앞으로 내민다. 이때 뒤에 있는 다리 쪽 골반 앞부분이 늘어나는 느낌에 집중한다. 10초간 유지한 뒤 반대쪽도 한다.
*무릎이 아플 수 있으므로 무릎에 수건을 받치는 것이 좋다.

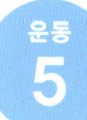 ## 균형 잡힌 고관절 만들기

고관절은 하체에서 가장 중요한 부분이다. 허리와 하체를 연결하고 있어서 허리의 기능에도 큰 영향을 미친다. 오른발잡이, 왼발잡이 등 누구나 자주 쓰는 쪽이 있기 때문에 고관절의 좌우가 완전히 대칭인 사람은 없다. 하지만 고관절의 불균형이 심하면 다리 저림, 무릎 통증, 발목 통증 등이 나타날 수 있다.

다리 옆으로 들기

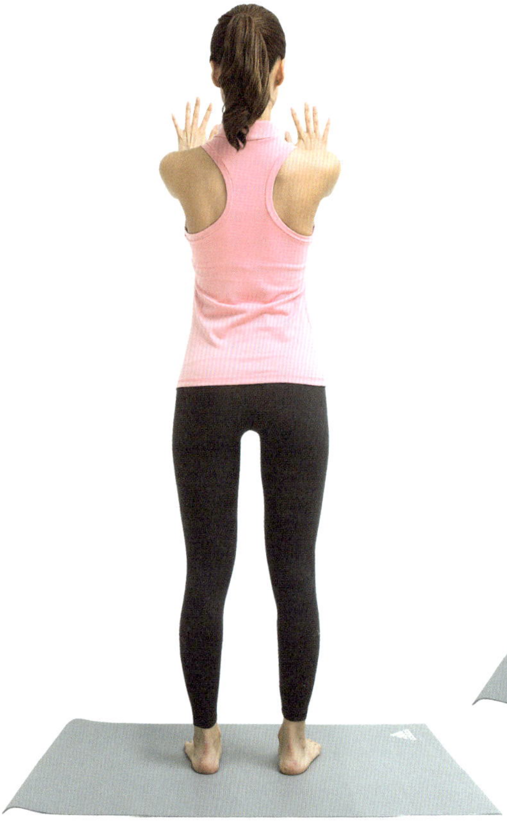

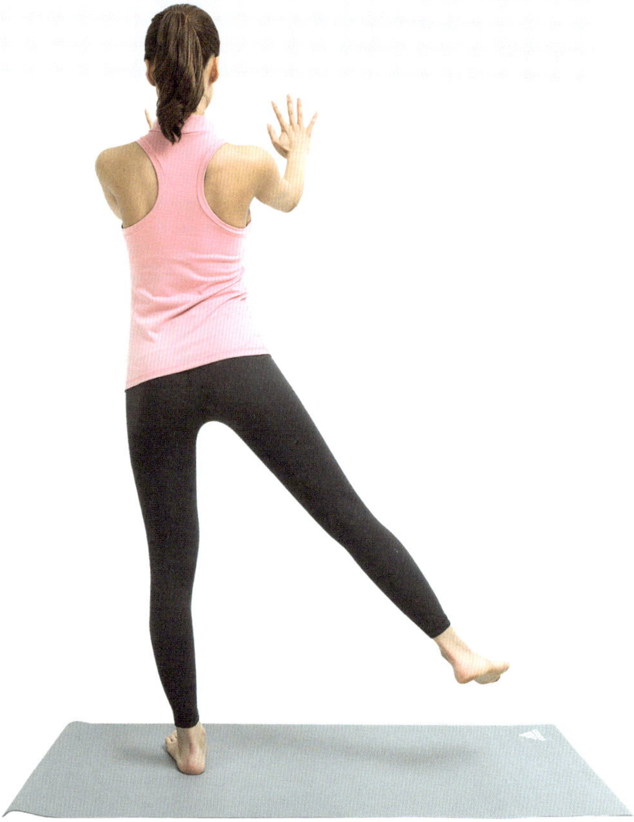

1 양발을 조금 벌리고 서서 양손으로 벽을 짚는다.

2 한쪽 다리를 옆으로 30도 든다. 이때 엉덩이가 들리지 않도록 주의한다. 좌우 10~15회씩 반복한다.

*옆구리가 접히는 느낌이 들면 잘못된 것이다.

옆으로 누워 다리 들기

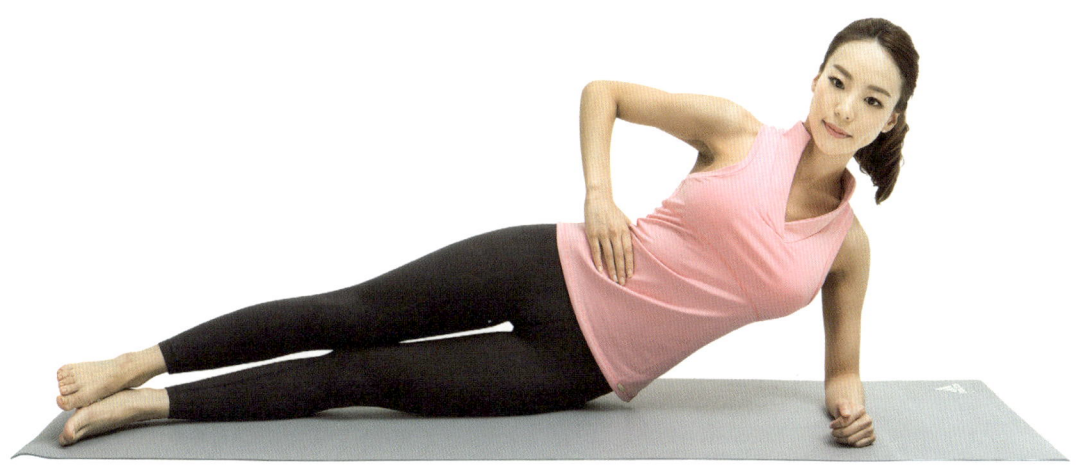

1 다리를 모으고 옆으로 누워, 한쪽 팔로 상체를 받치고 다른 쪽 손은 허리에 댄다.

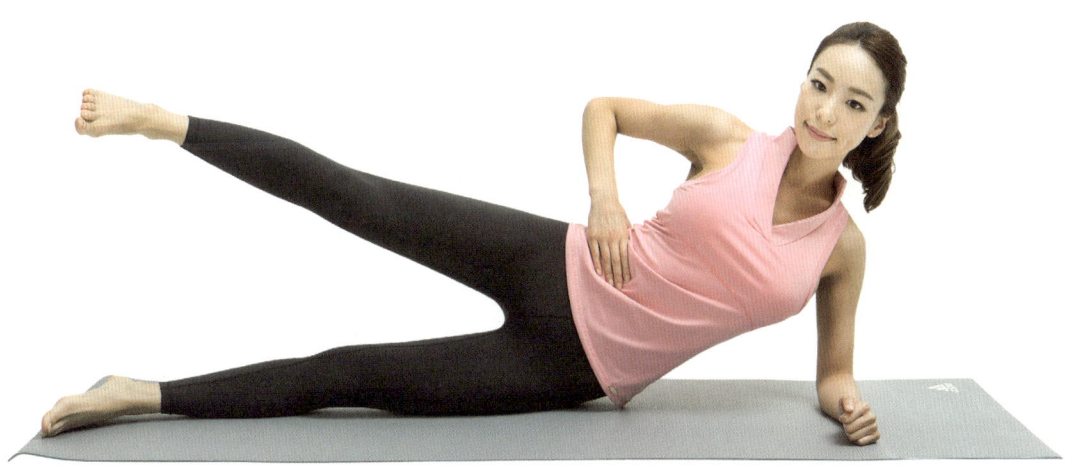

2 한쪽 다리를 30도 든다. 좌우 10~15회씩 반복한다.
＊옆구리가 접히는 느낌이 들면 잘못된 것이다.

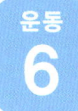 ## 운동 6 튼튼한 무릎 만들기

무릎은 체중을 지탱하는 관절이어서 한 번 약해지면 되돌리기가 쉽지 않아 무엇보다 예방이 중요하다. 무릎의 기능을 좋게 하려면 허벅지와 엉덩이의 근육을 키우는 것이 핵심이다. 무릎 통증은 무릎 자체의 문제보다 주변 근육인 허벅지 근육이 약해져 생기는 경우가 많기 때문이다. 한 발로 서기나 스쿼트가 효과적이다.

한 발로 서기

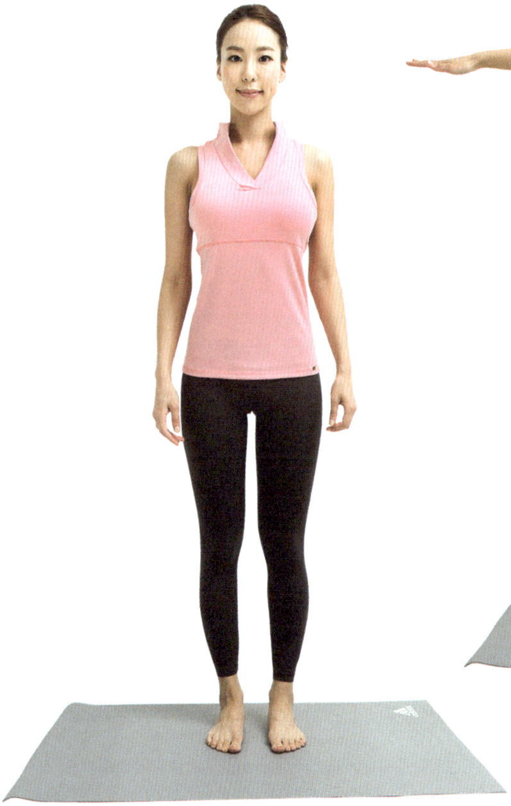

1 바르게 선다.

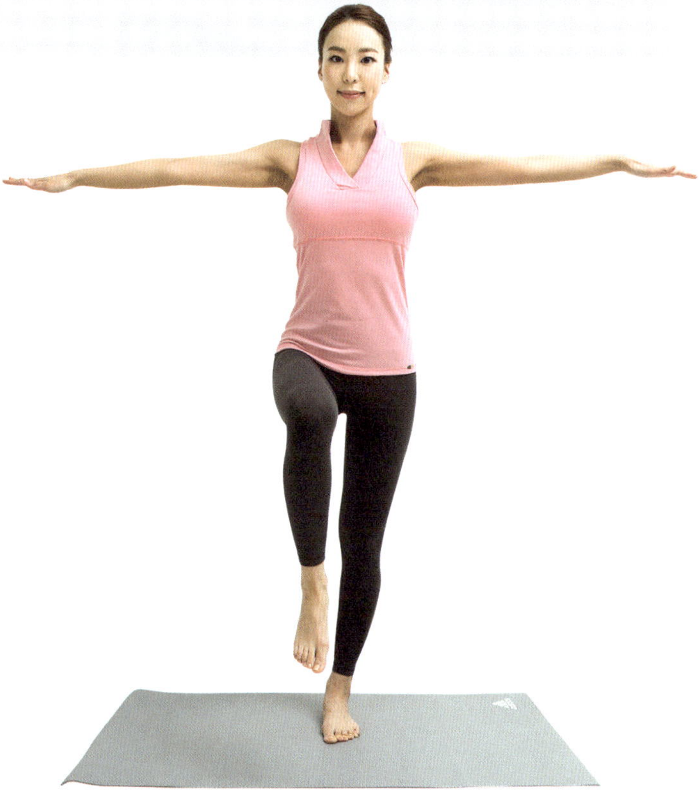

2 양팔을 옆으로 벌리면서 한쪽 다리를 직각으로 든다. 10~20초간 유지한 뒤 반대쪽도 한다.

*중심 잡기가 힘들면 손으로 벽을 짚고 한다.

스쿼트

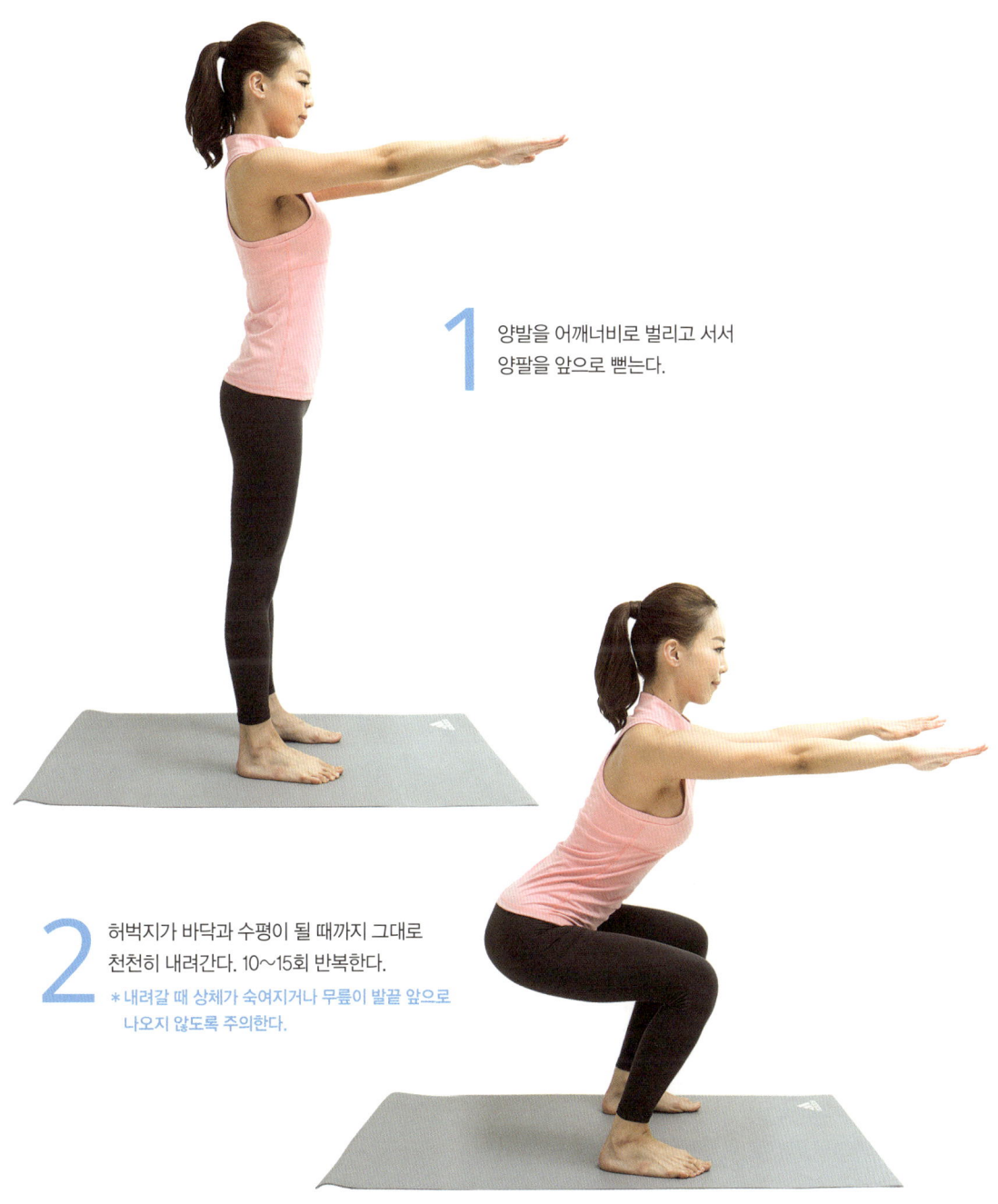

1 양발을 어깨너비로 벌리고 서서 양팔을 앞으로 뻗는다.

2 허벅지가 바닥과 수평이 될 때까지 그대로 천천히 내려간다. 10~15회 반복한다.
  * 내려갈 때 상체가 숙여지거나 무릎이 발끝 앞으로 나오지 않도록 주의한다.

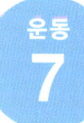 운동 7 흔들리지 않는 발목 만들기

발목은 허리, 고관절, 무릎에 비해 덜 중요하다고 여겨 소홀하기 쉽다. 하지만 걸을 때나 앉았다가 일어설 때 발목, 무릎, 고관절 순으로 체중이 옮겨가기 때문에 발목의 기능이 약해지면 무릎, 고관절까지 약해질 수 있다. 걷거나 뛸 때 기능적으로 가장 중요한 곳이므로 따로 운동을 하는 것이 좋다.

한 발로 서서 뒤꿈치 들기

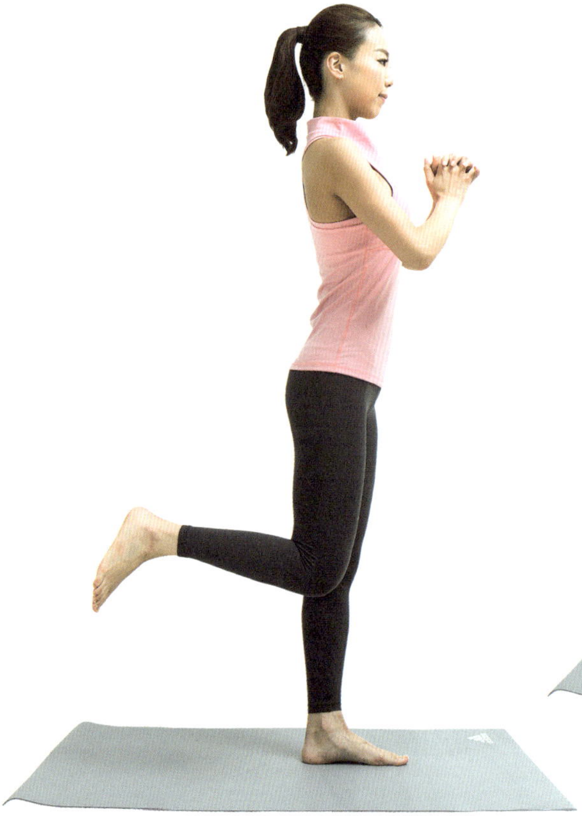

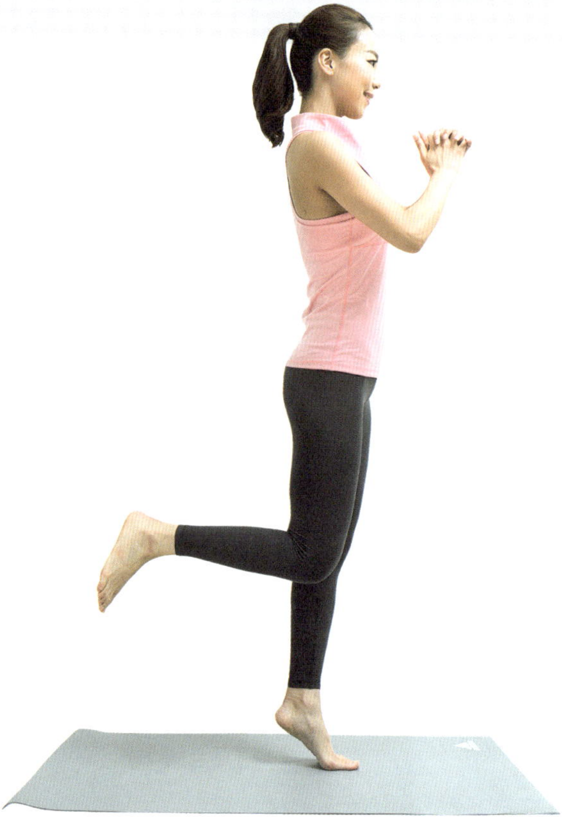

1 양손을 앞으로 모으고 서서 한쪽 발을 무릎이 직각이 되게 뒤로 든다.

2 균형을 잡으면서 디딘 발의 뒤꿈치를 들었다가 내린다. 좌우 10~15회씩 반복한다.
＊뒤꿈치를 든 채 오래 있지 말고 바로 내린다.

런지

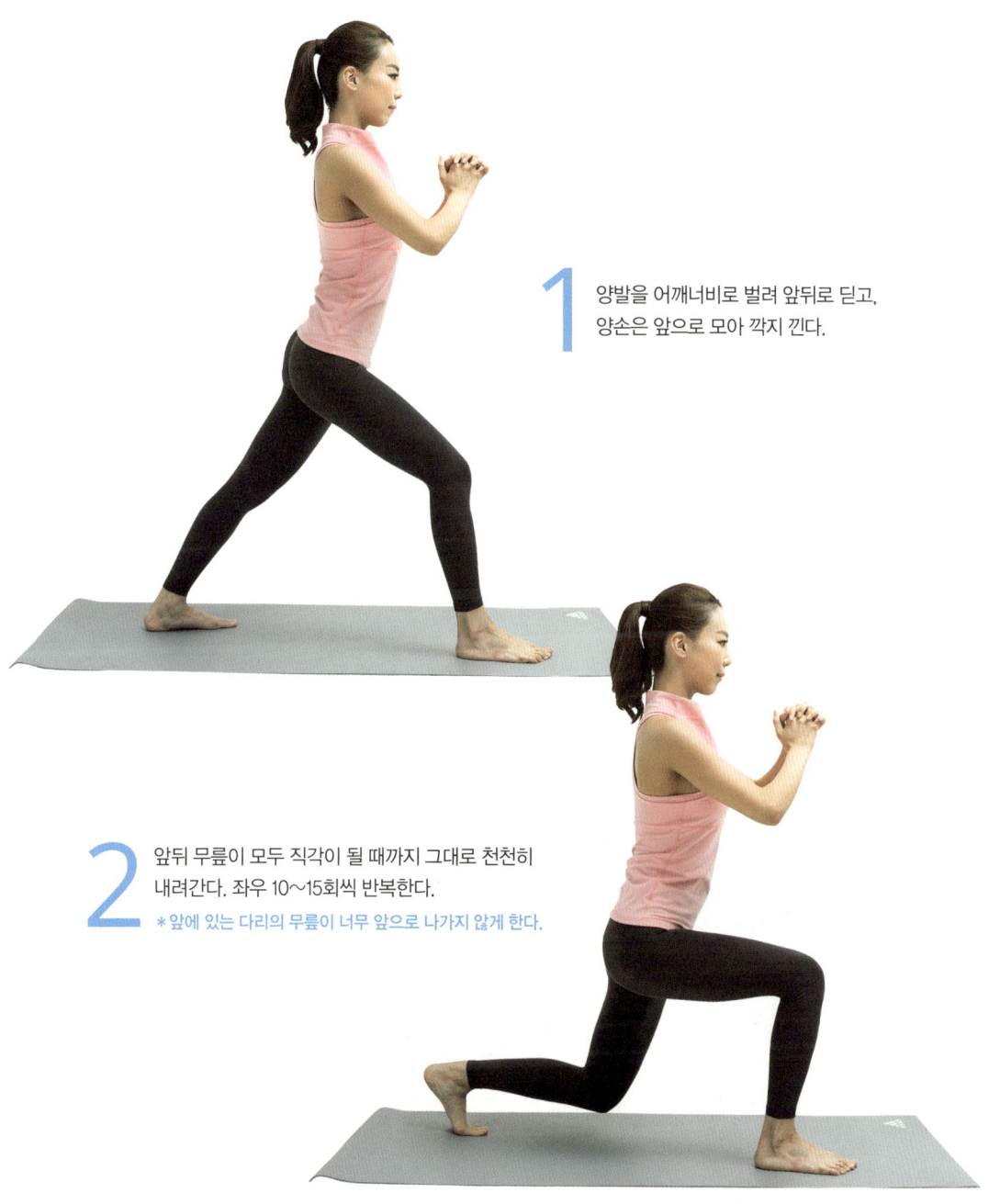

1 양발을 어깨너비로 벌려 앞뒤로 딛고, 양손은 앞으로 모아 깍지 낀다.

2 앞뒤 무릎이 모두 직각이 될 때까지 그대로 천천히 내려간다. 좌우 10~15회씩 반복한다.
*앞에 있는 다리의 무릎이 너무 앞으로 나가지 않게 한다.

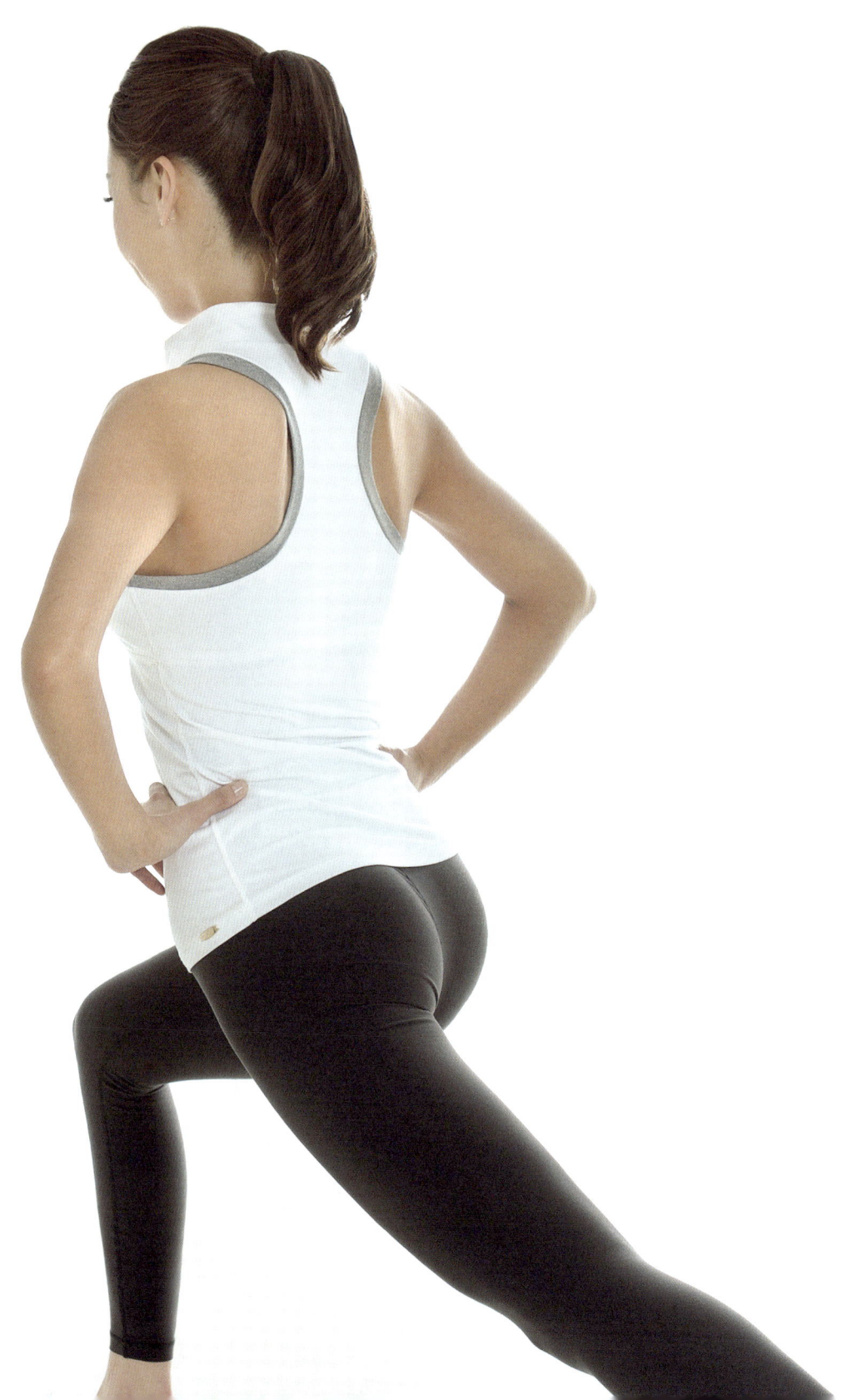

Daily Program

아프지 않고
건강 유지하는
매일 프로그램

건강을 유지하려면 평소 관리가 무엇보다 중요하다. 매일 매일 부담 없이 할 수 있는 운동 프로그램을 10분과 20분으로 나눠 소개한다. 자신의 몸 상태에 맞춰 꾸준히 하면 통증 없이 건강하게 지낼 수 있다.

10분 프로그램

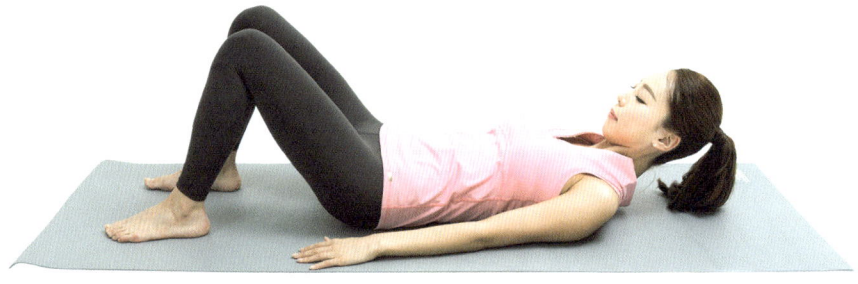

1 **누워서 머리 들기**
누워서 양발을 어깨너비로 벌리고 무릎을 세운다.
턱을 당겨 머리를 살짝 들어 10초간 유지한다.
상세 동작 p.130

2 **팔 밖으로 돌리기**
페트병을 잡고 팔을 직각으로 굽혀 수평이 되게
든 뒤, 손만 90도 올린다. 좌우 15회씩 반복한다.
상세 동작 p.132

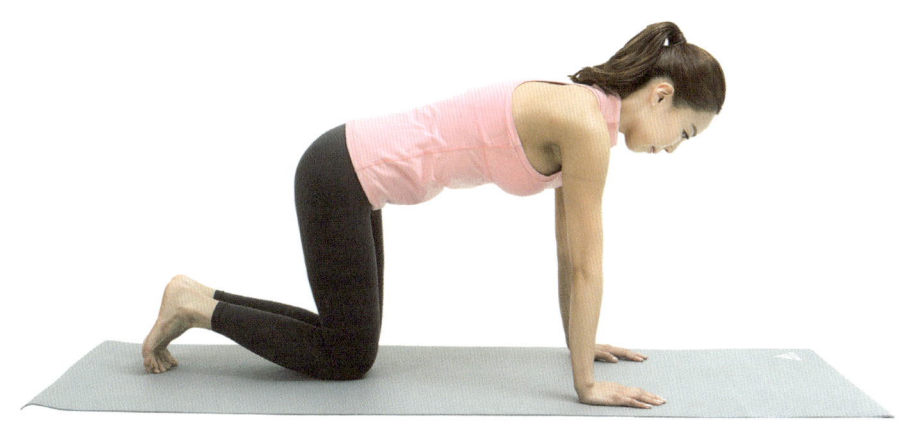

3 무릎 꿇고 엎드려 몸통 들기
양손과 무릎으로 바닥을 짚고 등과 허리를 아래로 내린 뒤,
등을 최대한 위로 올린다. 10~15회 반복한다.

상세 동작 p.134

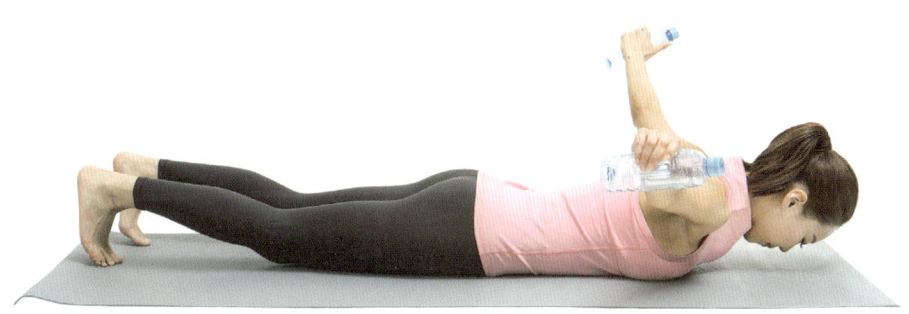

4 엎드려서 팔 들기
엎드려서 페트병을 잡고 양팔을 옆으로 벌린 뒤,
뒤로 모으듯이 최대한 올린다. 10~15회 반복한다.

상세 동작 p.136

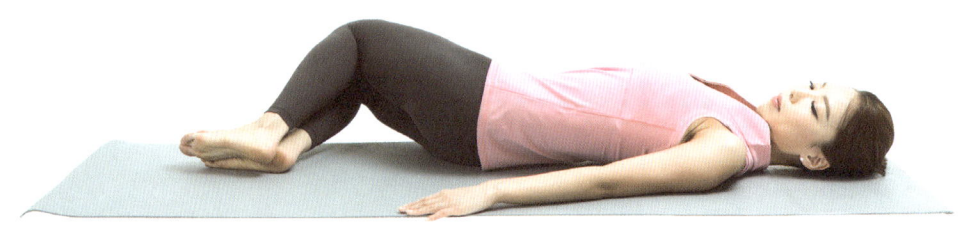

5 무릎 모아 좌우로 돌리기
누워서 다리를 모으고 무릎을 세워 두 다리를 한쪽으로 최대한 내린다. 좌우 교대로 10~15회씩 반복한다.

상세 동작 p.138

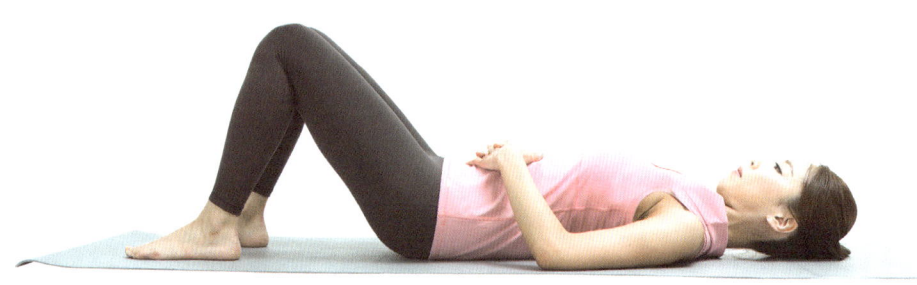

6 허리로 바닥 누르기
누워서 무릎을 세우고 양발을 어깨너비로 벌린다. 양손을 배 위에 올리고 허리를 아래로 내린다. 10~15회 반복한다.

상세 동작 p.140

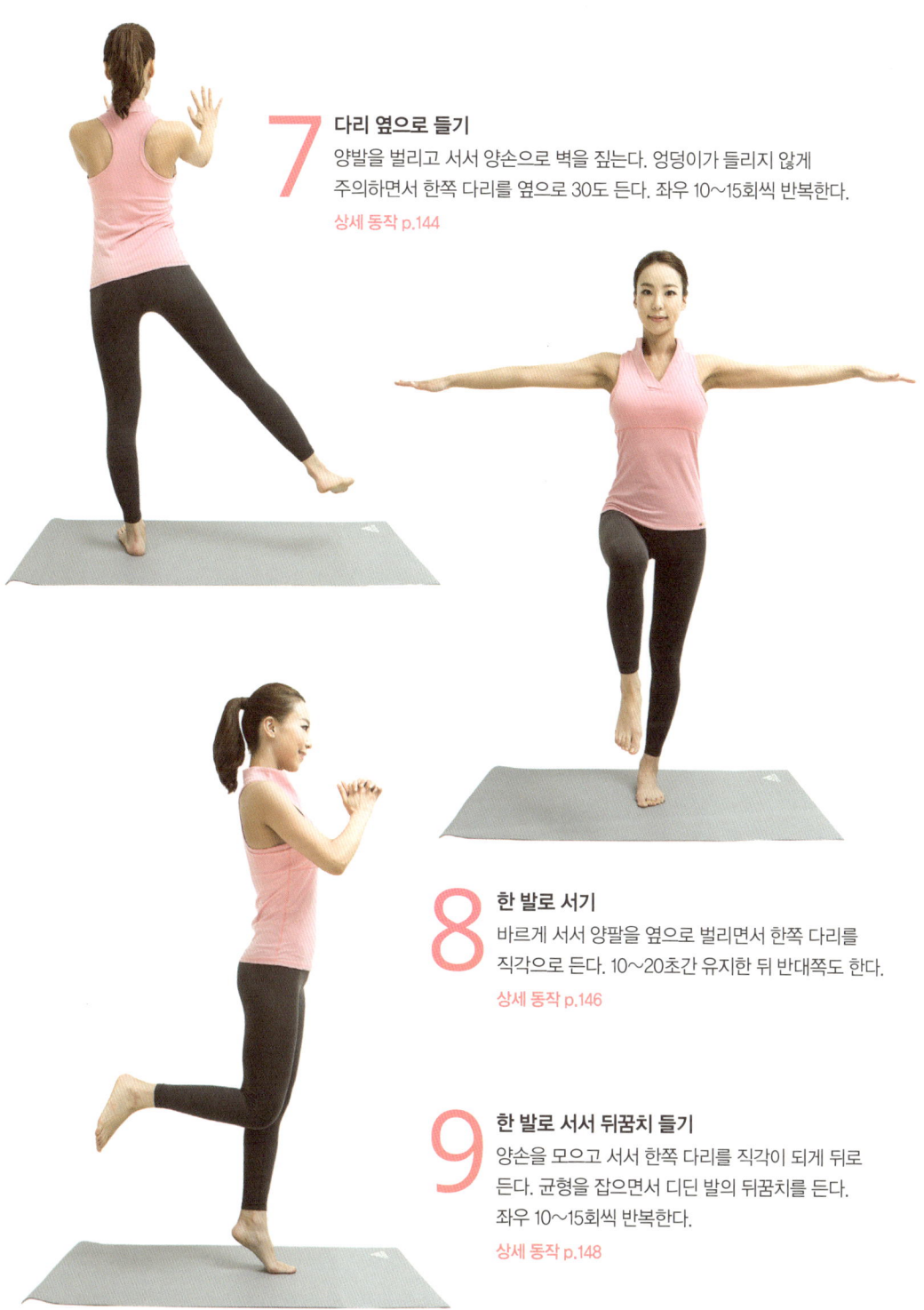

7 다리 옆으로 들기
양발을 벌리고 서서 양손으로 벽을 짚는다. 엉덩이가 들리지 않게 주의하면서 한쪽 다리를 옆으로 30도 든다. 좌우 10~15회씩 반복한다.
상세 동작 p.144

8 한 발로 서기
바르게 서서 양팔을 옆으로 벌리면서 한쪽 다리를 직각으로 든다. 10~20초간 유지한 뒤 반대쪽도 한다.
상세 동작 p.146

9 한 발로 서서 뒤꿈치 들기
양손을 모으고 서서 한쪽 다리를 직각이 되게 뒤로 든다. 균형을 잡으면서 디딘 발의 뒤꿈치를 든다. 좌우 10~15회씩 반복한다.
상세 동작 p.148

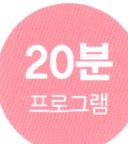

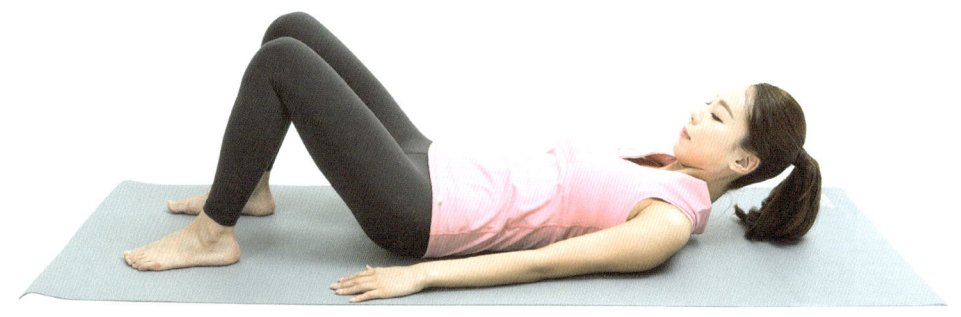

1 **누워서 머리 들기**
누워서 양발을 어깨너비로 벌리고 무릎을 세운다.
턱을 당겨 머리를 살짝 들어 10초간 유지한다.
상세 동작 p.130

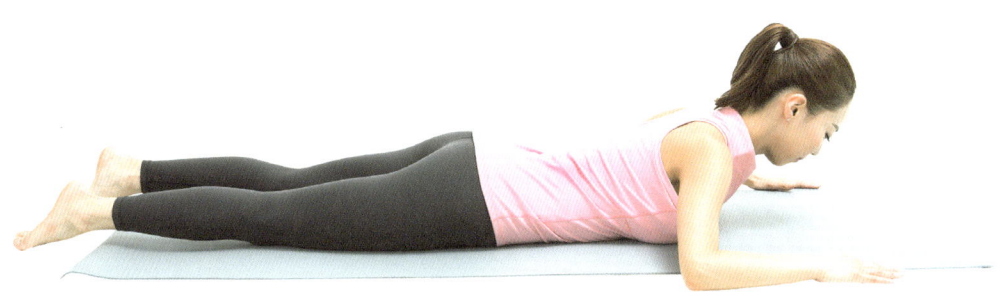

2 **엎드려서 머리 들기**
엎드려서 어깨는 움직이지 말고 머리만 살짝
들어 10초간 유지한다.
상세 동작 p.131

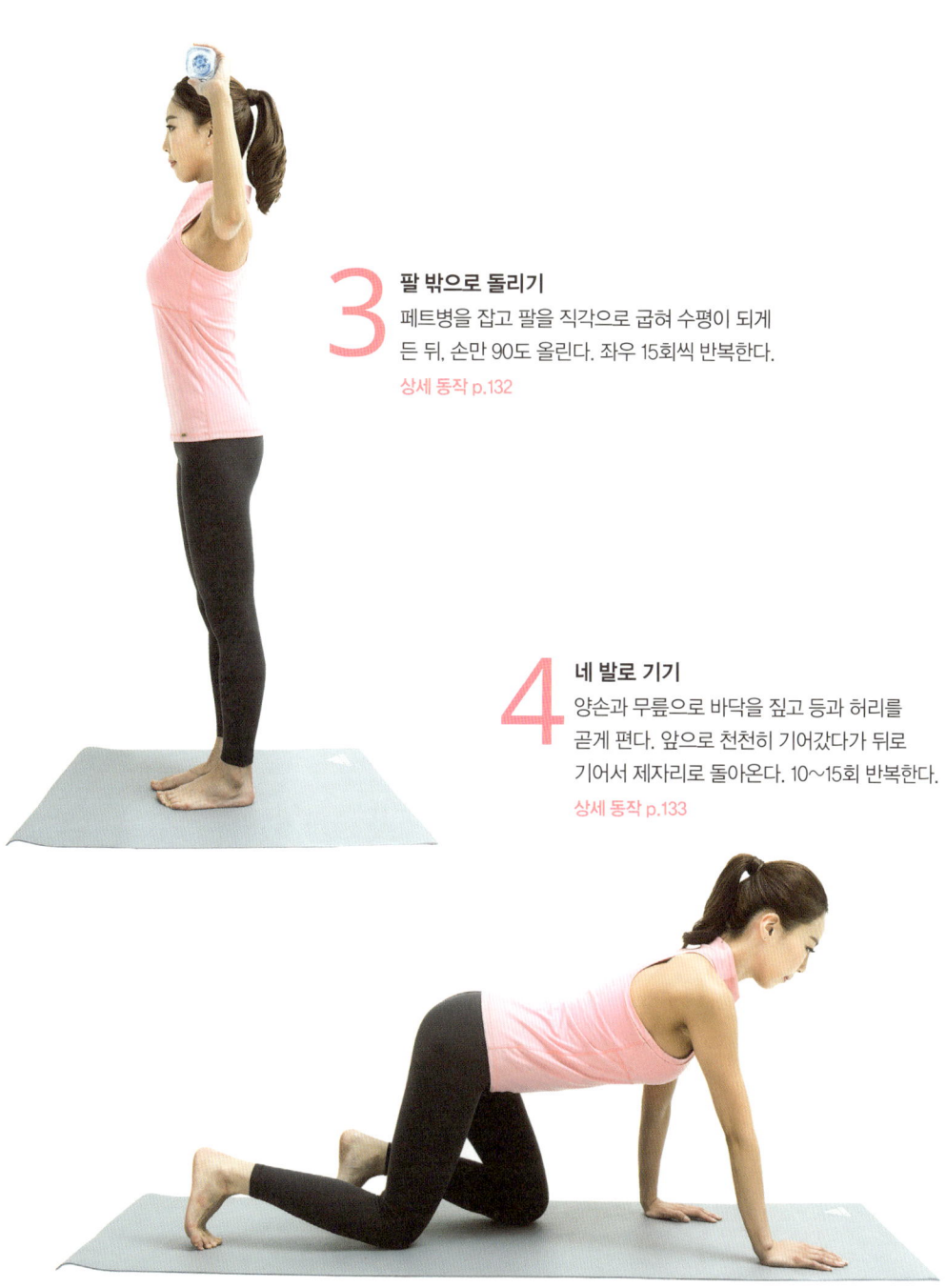

3 팔 밖으로 돌리기
페트병을 잡고 팔을 직각으로 굽혀 수평이 되게 든 뒤, 손만 90도 올린다. 좌우 15회씩 반복한다.

상세 동작 p.132

4 네 발로 기기
양손과 무릎으로 바닥을 짚고 등과 허리를 곧게 편다. 앞으로 천천히 기어갔다가 뒤로 기어서 제자리로 돌아온다. 10~15회 반복한다.

상세 동작 p.133

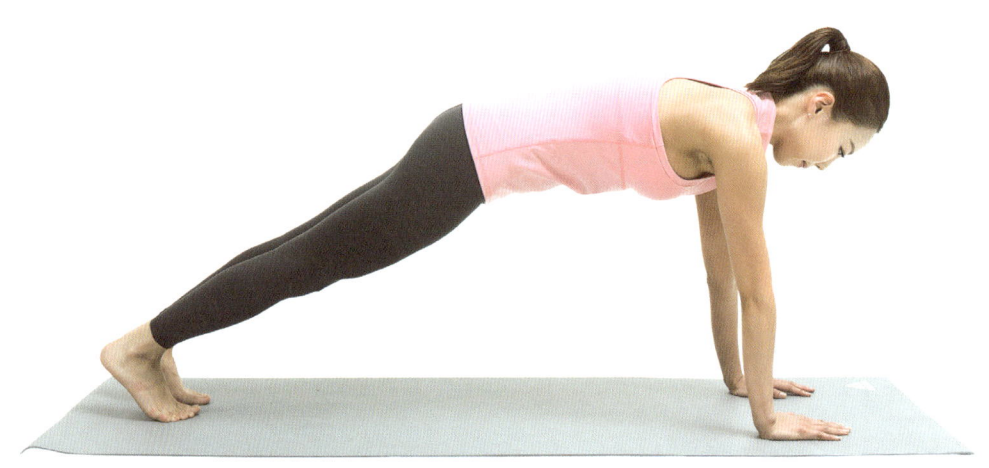

5 다리 뻗고 엎드려 몸통 들기
양손으로 바닥을 짚고 두 다리를 쭉 뻗어 몸이 일직선이 되게 한 뒤, 등을 최대한 위로 올린다. 10~15회 반복한다.

상세 동작 p.135

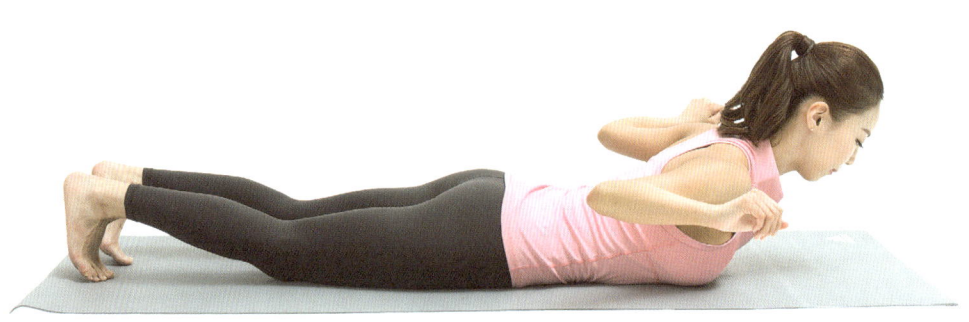

6 엎드려서 상체 들기
엎드려서 양팔을 굽혀 옆으로 벌린다. 상체를 들면서 양팔을 들어 팔꿈치를 맞대듯이 최대한 뒤로 모은다. 10~15회 반복한다.

상세 동작 p.137

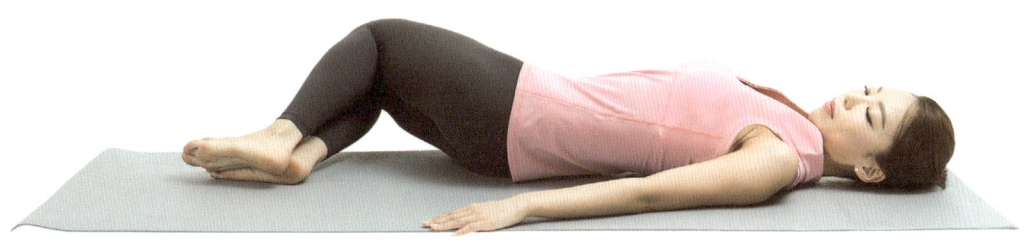

7 무릎 모아 좌우로 돌리기
누워서 다리를 모으고 무릎을 세워 두 다리를 한쪽으로 최대한 내린다. 좌우 교대로 10~15회씩 반복한다.

상세 동작 p.138

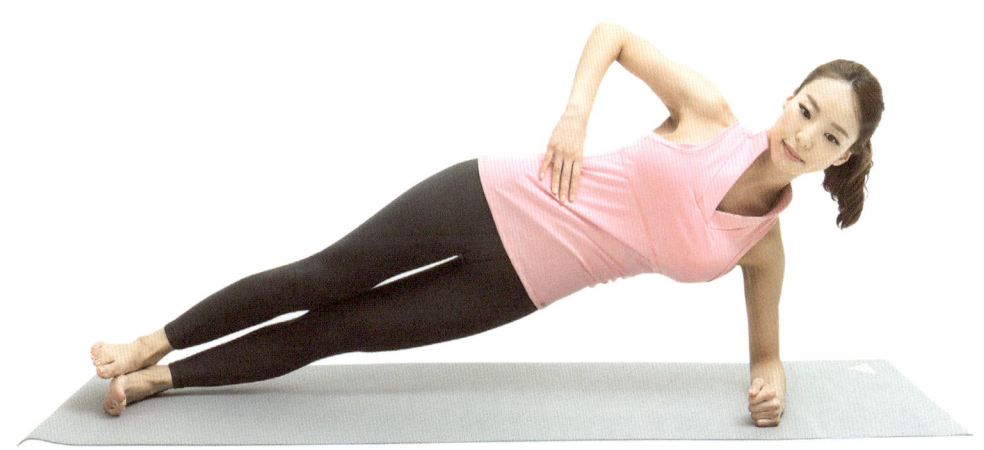

8 옆으로 누워 엉덩이 들기
다리를 모으고 옆으로 누워, 한쪽 팔로 상체를 받치고 다른 쪽 손은 허리에 댄다. 몸을 일직선으로 유지하면서 엉덩이를 든다. 좌우 10~15회씩 반복한다.

상세 동작 p.139

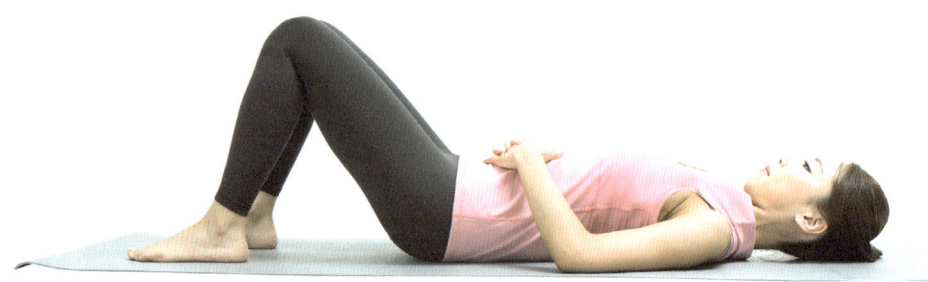

9 허리로 바닥 누르기
누워서 무릎을 세우고 양발을 어깨너비로 벌린다. 양손을 배 위에 올리고 허리를 아래로 내린다. 10~15회 반복한다.

상세 동작 p.140

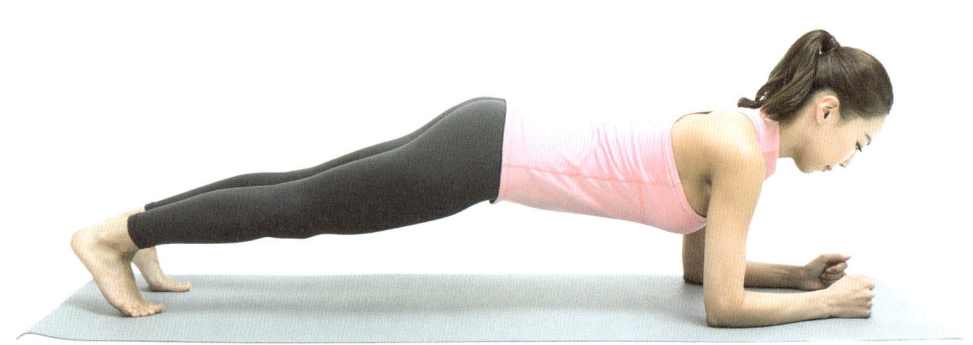

10 플랭크
팔꿈치와 무릎을 어깨너비로 벌려 바닥을 짚고 엎드린다. 다리를 뻗어 몸을 일직선으로 유지한 채 10~20초간 유지한다.

상세 동작 p.141

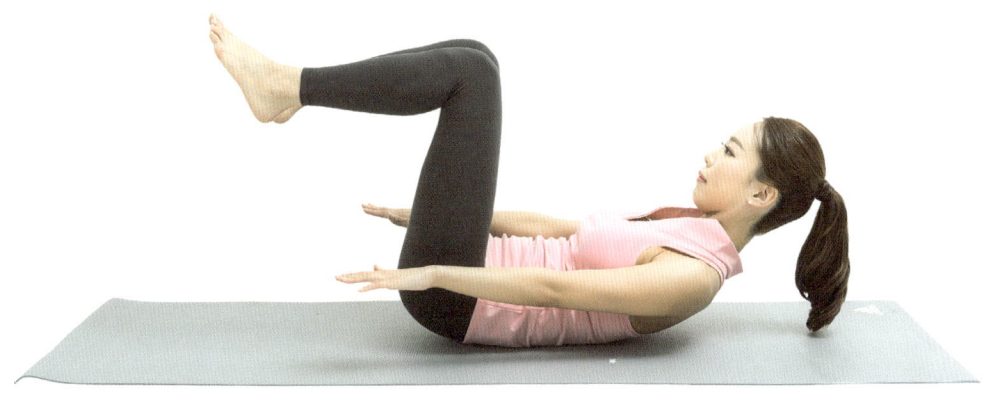

11 할로우 보디
누워서 무릎을 세운 뒤, 두 다리를 직각이 되게 든다.
양팔을 다리 쪽으로 뻗으면서 배에 힘을 주어 상체를
살짝 든다. 10~20초간 유지한다.
상세 동작 p.142

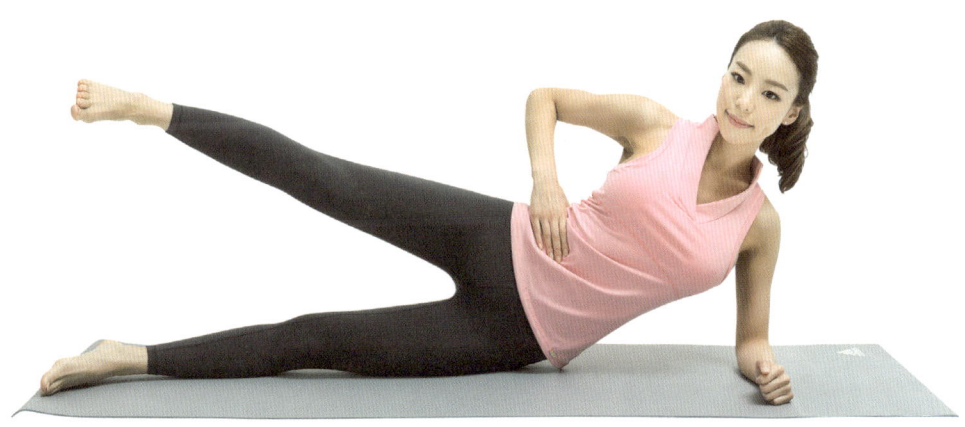

12 옆으로 누워 다리 들기
다리를 모으고 옆으로 누워, 한쪽 팔로 상체를 받치고
다른 쪽 손은 허리에 댄다. 한쪽 다리를 30도 든다.
좌우 10~15회씩 반복한다.
상세 동작 p.145

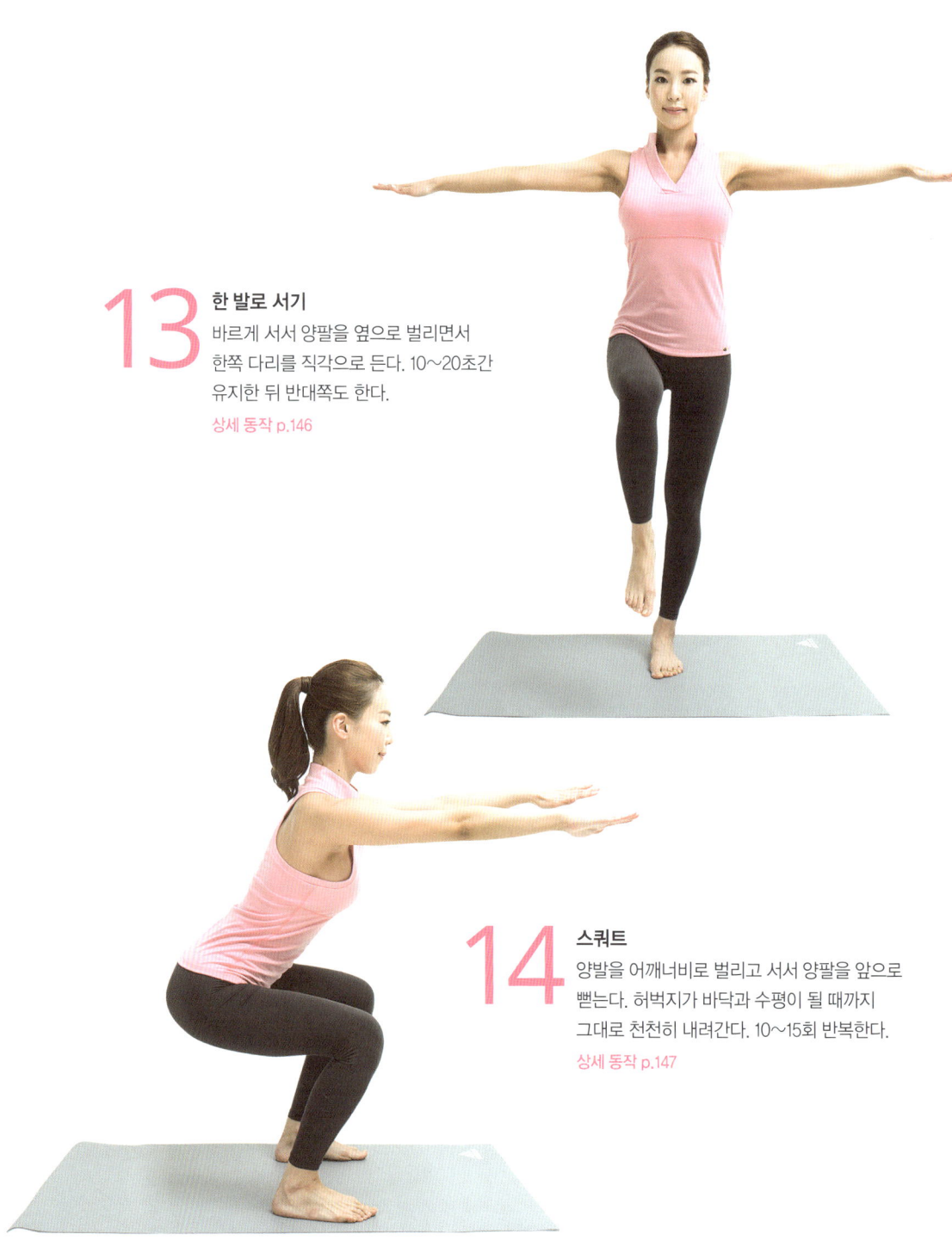

13 한 발로 서기
바르게 서서 양팔을 옆으로 벌리면서 한쪽 다리를 직각으로 든다. 10~20초간 유지한 뒤 반대쪽도 한다.

상세 동작 p.146

14 스쿼트
양발을 어깨너비로 벌리고 서서 양팔을 앞으로 뻗는다. 허벅지가 바닥과 수평이 될 때까지 그대로 천천히 내려간다. 10~15회 반복한다.

상세 동작 p.147

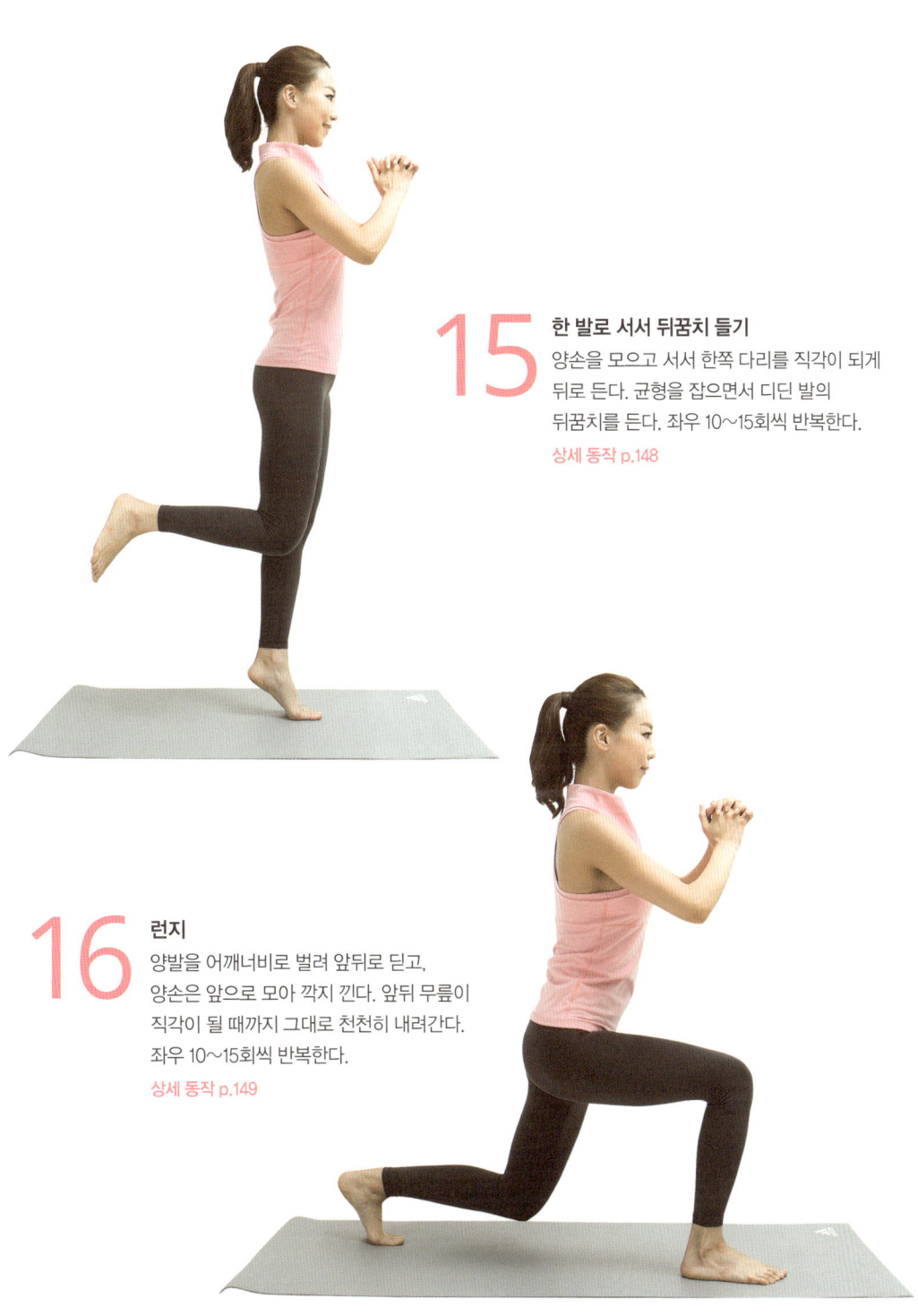

15 한 발로 서서 뒤꿈치 들기
양손을 모으고 서서 한쪽 다리를 직각이 되게 뒤로 든다. 균형을 잡으면서 디딘 발의 뒤꿈치를 든다. 좌우 10~15회씩 반복한다.
상세 동작 p.148

16 런지
양발을 어깨너비로 벌려 앞뒤로 딛고, 양손은 앞으로 모아 깍지 낀다. 앞뒤 무릎이 직각이 될 때까지 그대로 천천히 내려간다. 좌우 10~15회씩 반복한다.
상세 동작 p.149

운동할 때 이런 점이 궁금해요

Q&A

Q 통증이 있는데 운동해도 괜찮을까요?

A 엉덩이 운동을 하다가 엉덩이 근육통이 느껴지는 건 괜찮습니다. 하지만 관절 부위나 다른 부위가 아프다면 절대 무리하지 마세요. 가장 흔한 실수가 '아파도 참고 운동하기'입니다. 통증은 몸이 보내는 경고 신호예요. 이 신호를 무시하면 염증이 더 심해질 수 있습니다. 운동뿐 아니라 일상생활에서도 통증이 있는 동작은 피해야 합니다.

Q 무릎이 자주 아픈데 근육 운동을 해도 될까요?

A 무릎이 아픈 동작은 피하면서 운동해야 합니다. 예를 들어 무릎이 아픈데 어깨 운동을 해도 무릎은 나아지지 않아요. 무릎이 좋아지려면 무릎에 부담이 없는 하체 운동을 해야 합니다. 처음에는 체중이 실리지 않는 운동부터 시작하고, 통증이 줄면 체중을 실는 운동으로 천천히 바꾸는 게 좋아요.

Q 손목이 약해서 운동할 때 아파요. 어떤 운동이 좋을까요?

A 손목 통증의 원인은 손목 자체보다 어깨 불안정성인 경우가 많아요. 어깨가 불안정하면 손목에 보상작용이 생겨 부담이 커집니다. 우선 어깨를 안정시키는 운동을 해주세요. 또 손목을 과하게 꺾는 동작은 피하고, 바닥을 짚을 때는 푸쉬업바를 이용하면 손목 부담을 줄일 수 있습니다.

Q 허벅지나 엉덩이 근육이 약하면 허리 통증이 생기나요?

A 그렇습니다. 허벅지나 엉덩이 근육이 약해지면 허리가 대신 힘을 쓰게 되어 통증이 생길 수 있습니다. 하지만 단순히 그 부위 근육만 강화한다고 해결되진 않아요. 몸 전체의 움직임이 균형 있게 작동해야 허리 부담이 줄어듭니다. 즉, 전신의 협응이 좋아질수록 허리 통증도 줄어듭니다.

Q 재활 중에 생활습관에서 조심해야 할 점이 있을까요?

A 재활 중엔 아직 완전히 회복된 상태가 아닙니다. 재활운동만 열심히 하고 평소 생활을 아무렇게나 하면 다시 통증이 생깁니다. '좋아졌나?' 하며 아픈 동작을 반복 확인하는 것도 금물이에요. 상처를 자극하면 통증이 더 심해질 수 있으니까요. 일상에서도 불편하거나 아픈 자세는 피하는 게 좋습니다.

Q 통증이 사라져도 자세나 움직임은 계속 신경 써야 하나요?

A 통증이 생긴 근본 원인은 잘못된 자세나 움직임입니다. 그래서 통증이 사라져도 바른 자세와 움직임은 계속 유지해야 합니다. 운동을 꾸준히 하면 점점 더 자연스럽게 올바른 자세가 나오기 때문에, 나중엔 크게 신경 쓰지 않아도 몸이 스스로 올바른 자세를 잡게 됩니다.

Q 스트레스가 통증에 영향을 주나요?

A 스트레스는 통증과 밀접하게 연결돼 있습니다. 통증이 심해지면 스트레스가 커지고, 스트레스가 쌓이면 통증도 심해지는 악순환이 생기는 거죠. 스트레스로 근육이 과도하게 긴장하면 특정 부위 통증이 더 심해지기도 합니다. 반대로 운동을 하면 스트레스도 줄고 통증도 완화돼요. 그래서 운동은 스트레스 해소와 통증 관리에 모두 도움이 됩니다.

Q 재활운동을 중단하면 다시 예전 상태로 돌아가나요?

A 재활은 망가진 부위를 '수리'하는 과정이라고 볼 수 있습니다. 수리가 끝난 뒤에는 예전처럼 쉽게 망가지지 않습니다. 하지만 잘못된 사용 습관이 반복되면 다시 문제가 생길 수 있습니다. 그래서 재활이 끝난 뒤에도 가벼운 운동을 꾸준히 하는 게 중요합니다. 꾸준함이 건강을 지키는 가장 좋은 방법이라는 점을 명심하세요.

Q 운동 전에 스트레칭은 꼭 해야 하나요?

A 스트레칭은 종류에 따라 다릅니다. 운동 전에는 근육을 깨우고 체온을 올려주는 동적 스트레칭이 좋습니다. 반면 정적인 스트레칭은 관절을 과하게 늘릴 수 있어 부상을 유발할 수 있습니다. 따라서 워밍업할 때는 가볍게 움직이는 동적 스트레칭을, 마무리할 때는 정적 스트레칭을 하는 게 좋습니다.

Q 유산소운동과 근력운동 중 뭐부터 해야 하나요?

A 운동 순서는 목적에 따라 달라질 수 있습니다. 근력 강화가 목표라면 먼저 가벼운 유산소로 몸을 데운 뒤 근력운동을 하는 것이 좋습니다. 다이어트가 목표라면 근력운동으로 에너지를 소모한 뒤 유산소를 하는 게 효과적입니다. 즉, '워밍업 유산소 → 근력운동 → 마무리 유산소' 순으로 하면 효율적입니다.

Q 스트레칭만으로도 건강을 유지할 수 있나요?

A 스트레칭은 유연성과 관절 가동 범위를 넓히는 데 도움은 되지만, 근력을 키우진 못합니다. 다리 스트레칭을 한다고 다리 근육이 생기진 않아요. 근육을 강화하려면 반드시 저항이 있는 운동을 해야 합니다. 결국 유연성과 근력은 함께 관리해야 건강한 몸을 유지할 수 있습니다.

Q 운동을 꾸준히 하면 노화나 통증 예방에도 도움이 되나요?

A 물론입니다. 꾸준한 운동은 노화 속도를 늦추고 통증 예방에도 큰 도움이 됩니다. 단, 나이가 들수록 근육과 관절이 약해지기 때문에 자신의 몸 상태에 맞는 강도로 해야 합니다. 아플 때는 쉬고, 회복 후에는 다시 꾸준히 운동하세요. 내 몸의 컨디션에 맞춰 지속하는 것이 가장 중요합니다.

한의사 트레이너가 알려주는 통증 제로 솔루션

하루 10분
속근육 운동법

지은이 | 이용현

사진 | 최해성
일러스트 | 최지혜
모델 | 서민경
메이크업 & 헤어 | 아민

디자인 | 한송이 오은진

인쇄 | 금강인쇄

개정판 1쇄 인쇄 | 2025년 11월 12일
개정판 1쇄 발행 | 2025년 11월 17일

펴낸이 | 이진희
펴낸곳 | (주)리스컴

주소 | 서울시 강남구 테헤란로87길 22, 7층(삼성동, 한국도심공항)
전화번호 | 대표번호 02-540-5192
　　　　　　 편집부 02-544-5194
FAX | 0504-479-4222
등록번호 | 제2-3348

이 책은 저작권법에 의하여 보호를 받는 저작물이므로
이 책에 실린 사진과 글의 무단 전재 및 복제를 금합니다.
잘못된 책은 바꾸어드립니다.

ISBN 979-11-5616-327-5 13510
책값은 뒤표지에 있습니다.